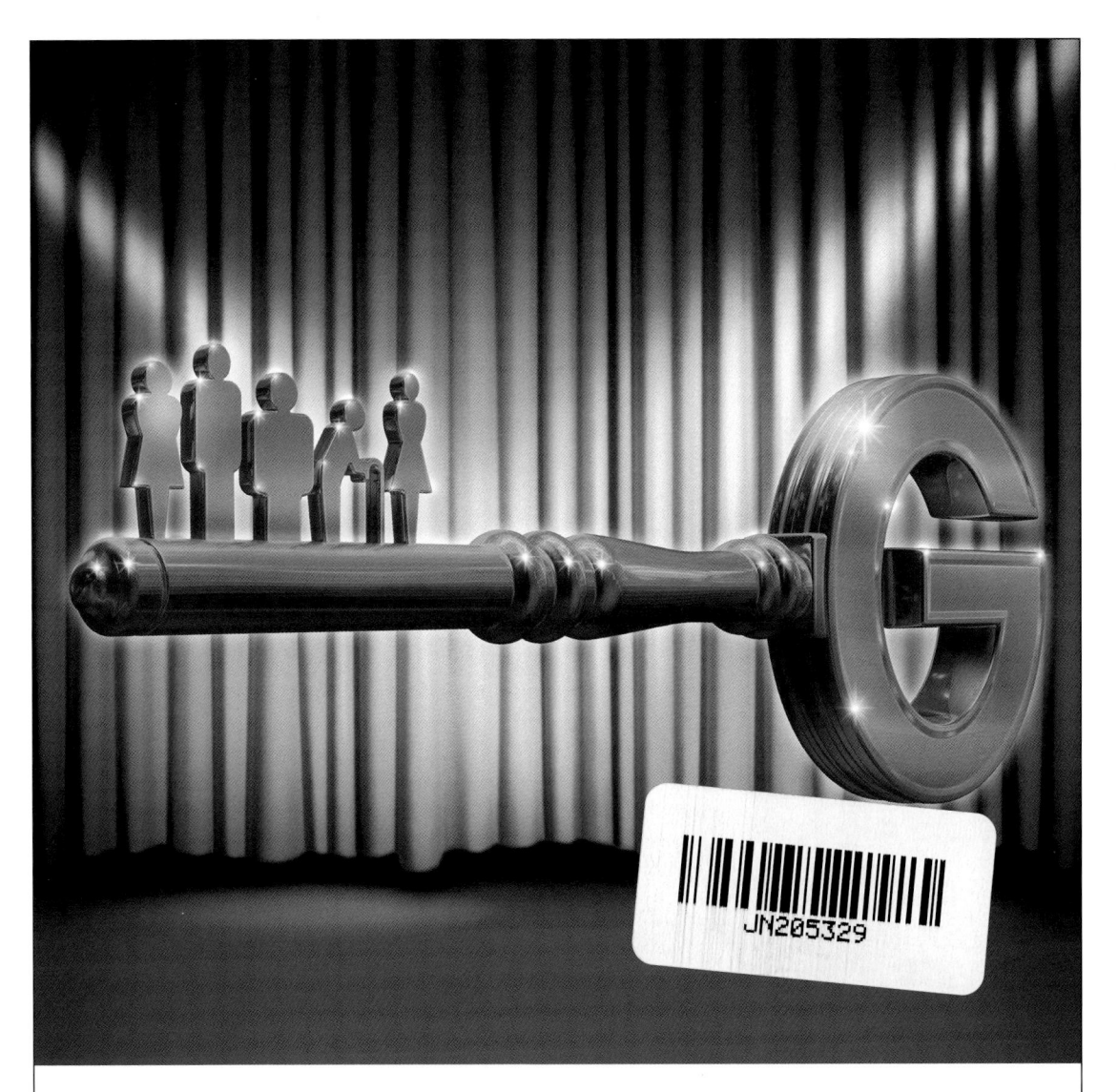
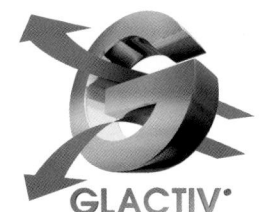

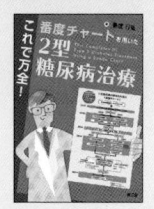
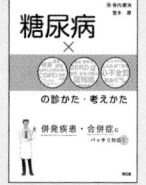
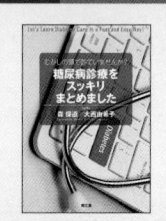
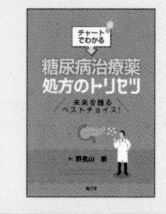

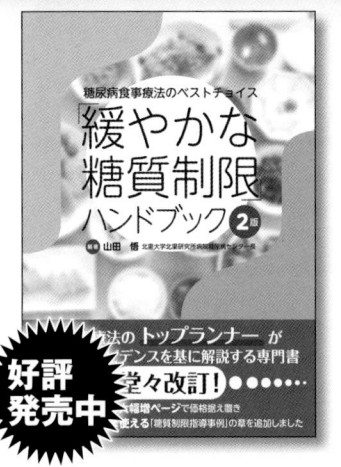

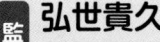

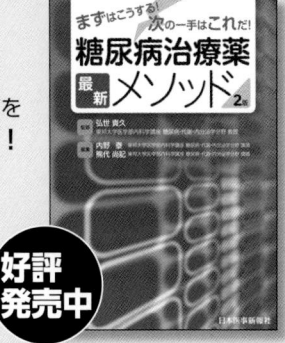
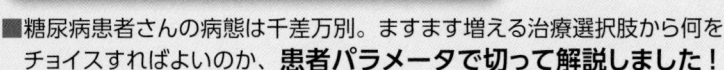

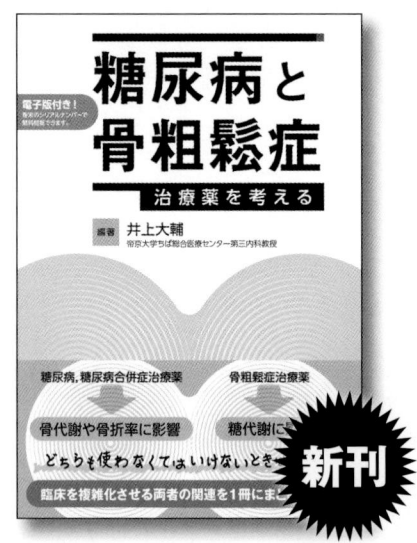

巻頭言

　2016年の厚生労働省の「国民健康・栄養調査」において，糖尿病患者数は推定1000万人，糖尿病予備群も推定1000万人と発表されています。治療を受けている人の割合は男性で78.7％，女性で74.1％，わが国全体では700万人強の糖尿病患者が通院中と推測されます。

　一方，糖尿病専門医を中心とした糖尿病データマネジメント研究会（JDDM）の登録患者数は2016年で53,665人，2型糖尿病患者の平均HbA1cは7.0％，平均BMIは24.7と刮目すべき内容です。確かに，糖尿病の治療薬として2009年にDPP-4阻害薬，2010年にGLP-1受容体作動薬，さらに2014年にSGLT2阻害薬が登場し，糖尿病専門医の手の内は大変拡充してきました。しかし，実地医家の先生方からは「今日の糖尿病薬物治療はあまりに複雑すぎてとらえにくい」というご意見を頂きます。先の数字からも，糖尿病患者を一番多く診ていらっしゃるのは，実地医家であることは明白です。わが国全体の糖尿病診療の底上げは，実のところ糖尿病非専門である圧倒的多数の実地医家の先生方のお力にかかっていると言えます。

　私事になりますが，1996年に当院前身の東京都立府中病院に着任して以来，近隣の実地医家の先生方のご支援のもと「循環型糖尿病医療連携」のシステムを掘り下げてまいりました。多くの患者さんを"循環型連携"で双方向に診療する中で，非専門の先生方にとって真に役立つ情報は何かについて日々考えてまいりました。

　本書は，そのような非専門の先生方を対象に糖尿病診療のエッセンスを詰め込んだ1冊です。そのため，特殊な糖尿病やインスリンポンプ療法など，糖尿病専門医に特化した内容は省きました。執筆は主に多摩地区の糖尿病診療に精通した若手から中堅，一部ベテランの医師を中心に依頼し，ガイドラインと実臨床の谷間の本当に知りたい内容について，一歩踏み込んだ記述をお願いしました。

　本書を実地医家の先生方のスキルアップにわずかでもお役立て頂き，わが国の糖尿病診療の進歩に微力ながら貢献できればと願っております。

2018年8月　　　　　　　　　　東京都立多摩総合医療センター内分泌代謝内科部長
　　　　　　　　　　　　　　　　　　　　　　　　　辻野元祥

CONTENTS

スキルアップをめざす糖尿病薬物治療
経口血糖降下薬の最適選択から安全・安心なインスリン療法導入まで

jmedmook 57
2018年8月

第5章　患者さんの声──疑問や不安に向き合う Q&A

執筆者一覧

(掲載順)

辻野元祥	東京都立多摩総合医療センター内分泌代謝内科部長
大野　敦	東京医科大学八王子医療センター糖尿病・内分泌・代謝内科科長
杉山　徹	武蔵野赤十字病院内分泌代謝科部長
原　純也	武蔵野赤十字病院栄養課課長
天川淑宏	東京医科大学八王子医療センター糖尿病・内分泌・代謝内科
矢島　賢	国家公務員共済組合連合会立川病院糖尿病・内分泌代謝内科医長
櫻田麻耶	東京都立多摩総合医療センター内分泌代謝内科
吉元勝彦	吉元医院副院長
片山隆司	かたやま内科クリニック院長
西田賢司	東京都立多摩総合医療センター救急・総合診療センター長/内分泌代謝内科部長
犬飼浩一	東大和病院副院長/糖尿病・内分泌科科長
朝比奈崇介	朝比奈クリニック院長
本城　聡	東京都保健医療公社多摩南部地域病院内科医長
佐藤文紀	東京都立多摩総合医療センター内分泌代謝内科医長
川﨑元樹	医療法人神甲会隈病院内科
伊藤眞一	伊藤内科小児科クリニック院長
絵本正憲	大阪市立大学大学院医学研究科代謝内分泌病態内科学准教授
田中利明	杏林大学医学部付属病院糖尿病・内分泌・代謝内科助教
藤田進彦	吉祥寺藤田クリニック院長
田口　学	国立病院機構災害医療センター糖尿病・内分泌内科医長
近藤琢磨	杏林大学医学部付属病院糖尿病・内分泌・代謝内科講師
藤田寛子	東京都保健医療公社多摩北部医療センター内分泌・代謝内科部長
保坂利男	杏林大学医学部付属病院糖尿病・内分泌・代謝内科講師
永田友香	ながた内科クリニック
仁科範子	東京都保健医療公社多摩北部医療センター小児科
関根哲生	山梨大学医学部内科学講座第3教室

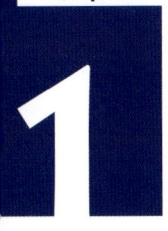

1 薬物治療を活かすための糖尿病初診時のミニマム・チェック

POINT

▶病歴聴取は，必須項目を網羅したアンケート用紙の利用やスタッフによる聞き取りにより，診察前の待ち時間に行っておく。

▶必須チェックポイントにおける検査は，当日に至急でできるものは診察前に行い，早期の専門医紹介の必要性を迅速に判断する。

▶初診時に眼科受診を勧める際には，患者がなるべく通院しやすい眼科を選択する（**症例①**）。

▶認知機能の評価は，自己注射の可否を判断する上で重要である（**症例②**）。

1 糖尿病初診時の病歴聴取の必須項目

■以下に，糖尿病初診時における病歴聴取の必須項目アンケート用紙を示す。

糖尿病初診時の病歴聴取の必須項目アンケート用紙
【ありの症状・項目を○で囲む，必要な数字・文章を入れる】
1. 糖尿病の指摘時期：今回初指摘・＿＿＿歳頃（＿＿＿年前）指摘・不明
2. 自覚症状の有無
    1）高血糖関連：口渇・多飲・多尿，体重減少，易疲労感
    2）合併症関連：視力低下，足のしびれ感，立ちくらみ，勃起障害
3. 併発症：高血圧症，脂質異常症，歯周病，整形外科疾患
4. 体重歴：20歳時＿＿＿kg，過去最大＿＿＿歳頃＿＿＿kg，糖尿病指摘時＿＿＿kg
5. 【女性の場合】妊娠糖尿病：＿＿＿歳頃，巨大児出産（3.5kg以上）
6. 糖尿病の家族歴：無・有 ➡ 父・母・その他【　　　　　　　　　　】
7. 食事のパターン
    1）朝食：毎日・平均週＿＿＿日・未摂取，　2）昼食：自宅・外食・両方
    3）夕食時間：＿＿＿時頃が多い，1日の食事全体量の約＿＿＿割を摂取
8. 嗜好歴
    1）飲酒歴：無・有 ➡ 週に＿＿＿日飲む ➡ 1日量：＿＿＿＿＿＿
    2）主な飲料：お茶類・コーヒー・ソフトドリンク・その他
    3）喫煙歴：なし・＿＿＿年前にやめた・＿＿＿歳から1日平均＿＿＿本
9. 仕事：特になし・専業主婦・あり【職種：　　　　　　　　　】
    活動量：デスクワーク・立仕事中心・外回り（主に車を利用）・外回り（主に徒歩）
    　　　　・肉体労働・その他【　　　　　　　　　】

- 合併症による症状は，健康診断を定期的に受けてこなかった患者における糖尿病の罹病期間の推測に役立つ。
- 合併症の進行には，血糖コントロール状況以外に血圧・脂質管理状況の影響も大きい。脂質のデータは初診時の検査で把握できるが，血圧値は初診の緊張感により高めに出ていることも多いので，自宅に血圧計があれば起床時排尿後と就寝前の家庭血圧測定を勧める。
- 体重歴の把握は，今後の治療方針を決める際に重要な情報である。すなわち，現在肥満がなくても，過去にあればインスリン抵抗性改善効果のある薬剤の併用も考慮していく。
- 初診時に食事のパターンを聞いて，朝食の摂取や夕食時間の最低限の修正を始めておくと，実行可能な食事療法の導入がしやすい。
- 高齢糖尿病患者が激増しており，アンケートとは別に，フレイルの有無や認知機能をチェックすることは，服薬アドヒアランスを考慮した糖尿病の薬物療法の選択には必須である。
- 家族のサポート体制の把握は，特にインスリン療法が必要な場合において，注射回数の設定時に重要である。

2 糖尿病初診時の必須チェックポイント

- **表1**に糖尿病初診時の必須チェックポイントを挙げ，それぞれの項目について解説する。

表1 糖尿病初診時の必須チェックポイント

	チェック項目	具体的内容
1	診察前の身体測定	身長，体重，ウエスト径，BMI
2	初診時に必要な検査	① 血糖値，HbA1c，血算 ② 尿定性検査（尿糖・尿蛋白・尿潜血・ケトン体） ③ 生化学一般（血清クレアチニン・尿素窒素・尿酸，LDL−C・HDL−C・中性脂肪，AST・ALT・γ−GTなど） ④ なるべく抗GAD抗体
3	眼科への紹介状の作成	
4	足のチェック	
5	定期受診の必要性の説明	
6	早期に専門医紹介が必要か	

① 診察前に身長，体重，ウエスト径を測定し，BMIを求める

- BMIが25以上なら肥満ありで，インスリン抵抗性レベルの推定につながるため，糖尿病治療薬の選択時に必要な情報である。
- 体重は，治療開始後の推移をみる際の起点となる数字であるため重要である。

② 初診時には下記の検査を施行する

- 血糖値，HbA1c，尿定性検査（尿糖・尿蛋白・尿潜血・ケトン体），血算・生化学一般（血清

クレアチニン・尿素窒素・尿酸, LDL-C・HDL-C・中性脂肪, AST・ALT・γ-GTなど)。

■初診時に必ず検尿し, 蛋白尿の有無を確認する。

■蛋白尿が存在し, 同時に網膜症もある場合は, 既に糖尿病腎症が進行(顕性腎症期：腎症3期)しているので, 原則として糖尿病専門医を紹介する。少なくとも, 蛋白・塩分制限の必要性を患者本人と家族に説明する。

■尿潜血を認める場合には, 他の腎臓病の合併が疑われるので, 腎臓専門医への紹介を考慮する。

──なるべく抗GAD抗体をチェックする

■緩徐進行1型糖尿病を発見するためのマーカーで, 肥満, やせにかかわらず, できれば初診時にチェックしておく。

■保険病名は「1型糖尿病疑い」とすれば, 保険で査定されない。

■陽性であれば, インスリン治療の導入が必要になるので糖尿病専門医を紹介する。

③初診時に眼科受診を必ず勧める

■健康診断の受診歴がなく, 糖尿病の罹病期間が推定できない場合には, 初診時に眼の自覚症状がなくても既に網膜症を併発している可能性があるので, 糖尿病の薬物療法を開始する前に, 眼科医による眼底検査が必須であることを十分に伝える。

■増殖前網膜症や増殖網膜症を指摘された場合は, 早すぎる血糖コントロールや無自覚性低血糖が網膜症の悪化につながるので, 糖尿病専門医への紹介を考慮する。

■単純網膜症以下でも年2回の眼科受診を推奨し, 受診状況を確認する。

④靴下を脱いで診察台に上がってもらい, 足のチェックをする

■下記の1〜4をチェックする。

1. 足底, 指先の感覚異常は？
2. アキレス腱反射はあるか？(糖尿病神経障害の有無)
3. 足白癬はないか？(水虫は壊疽のきっかけになりうる)
4. 足の皮膚温・皮膚色は？　脛骨前浮腫は？
   足背動脈の触知は？(血行障害の有無)

⑤初診時の診察終了前に, 定期受診が必要であり, 中断しないことの重要性を話す

■中断予防のサポートツールとして, 「糖尿病連携手帳」と「糖尿病眼手帳」を発行して, 定期受診時には必ず持参するように話す[1,2]。

■糖尿病連携手帳の2〜3頁を用いて, 糖尿病連携の概略を初診時に説明しておく(図1)[3]。

■眼科受診の際には, 両手帳を持参して眼科医に提出することを話す。患者さんが両手帳を受診時に持ち

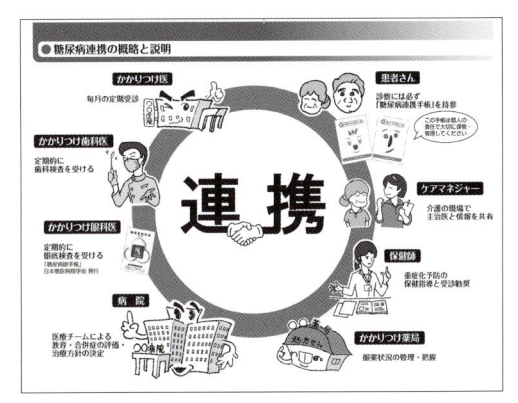

図1　糖尿病連携の概略と説明
(発行者：公益社団法人日本糖尿病協会)

運ばなければ，緊密な内科・眼科連携ができないことを，手帳の発行時に意識づけることが重要である。

⑥初診時に下記の場合であれば早期に専門医に紹介する

直ちに紹介すべき！
- 尿ケトン体強陽性
- 重症感染症合併例

なるべく早く（1〜2週間以内に）紹介すべき！
- 体重減少（1〜2kg／月以上）
- 口渇，多飲，多尿などの症状が強い
- 空腹時血糖250mg／dLまたは随時血糖350mg／dL以上
- 糖尿病を合併した妊娠

早期に（4週間以内に）紹介すべき！
- 抗GAD抗体陽性の場合
- 肝障害や腎障害が重度の場合
- 網膜症が不安定（増殖前・増殖網膜症で光凝固前）

3 初診時のアプローチが重要であった症例

症例① 56歳男性，営業マン

1 40代後半より健康診断で糖尿病を指摘されていたが，仕事が多忙のために放置。今回，家族の強い勧めで受診。初診時，身長165cm，体重68kg，BMI 25.0，空腹時血糖168mg／dL，HbA1c 9.2%，尿ケトン体陰性であった。

↓

2 長期放置例のため，眼の自覚症状はなかったが眼科医による眼底検査が必要と考えた。しかし，初診時は自家用車で来院されていたため，①次回は散瞳しても大丈夫なように公共交通機関で来院すること，②内科受診前に眼科を受診すること，を確認して紹介状を渡した。

↓

3 2週間後の内科再診時に眼科受診の件を確認するも未受診とのこと。今回も自家用車で来院されていた。この後仕事に戻るので，どうしても車でないと困るとの理由であった。

↓

4 現在眼の自覚症状がなくても眼底検査が必要な理由を改めて説明したが，次の受診時にも時間がないとの理由で，眼科は未受診のままであった。

↓

5 自宅から当院まで公共交通機関を利用すると，バス一電車一バスと乗り継ぐので50分以上かかるが，車ならば約15分で来られるので，自家用車でないと大変に不便と話されていた。

↓

6 自宅の近所もしくは公共交通機関で通院しやすい眼科の希望を聞いて，紹介状を作成し直し，次回再診までに眼科を受診できた。

↓

7 自院もしくは自院の近くの眼科へ紹介する機会は多いと思うが，本症例のように自家用車での通院のほうが便利な患者さんの場合は，自家用車でなくても受診しやすい眼科に紹介する配慮が，眼科受診率を高めることにつながる。

症例②　78歳女性，独居

1 70歳以降，健康診断の受診歴はないが，口渇，多飲，多尿の症状と，3カ月で5kgの体重減少を認めてかかりつけのA医院を受診。随時血糖282mg/dL，HbA1c 10.2％と高値のため，精査加療目的でB総合病院に紹介入院となった。

↓

2 入院時，BMI 22.5，空腹時血糖188mg/dL，空腹時血中Cペプチド1.2ng/mL，尿ケトン体は弱陽性であった。

↓

3 まずは糖毒性解除目的で，インスリン頻回注射療法を開始し徐々に増量して，トレシーバ®朝12単位，ノボラピッド®各食直前6単位で，血糖コントロールの改善を認めた。

↓

4 入院時のMMSEは22/30点と軽度の認知機能低下を認め，入院後10日目でも自己注射手技が不確実であった。

↓

5 自宅から徒歩5分の場所に長女が住んでいて，仕事帰りの夕方ならば毎日立ち寄れるとの情報が得られた。

↓

6 ノボラピッド®各食直前6単位をグルファスト®30mgに切り替えてみたが，各食後2時間血糖は200mg/dLを切っていた。

↓

7 トレシーバ®朝12単位を夕方に変更して仕事帰りの長女に注射してもらい，同時にグルファスト®の内服状況もチェックしてもらう方針で退院となり，A医院に逆紹介となった。

↓

8 A医院に戻って3カ月後には，随時血糖158mg/dL，HbA1c 7.2％まで改善し，夕のトレシーバ®は8単位まで減量が可能であった。

↓

9 夕のトレシーバ®を中止し，トラゼンタ®5mgの内服に切り替えたが，グルファスト®との併用で，その後もHbA1cを7％台前半でキープできている。

文 献

1) 大野 敦：糖尿診療マスター．2003；1(2)：143-9.
2) 大野 敦：月刊糖尿病．2015；7(10)：53-60.
3) 日本糖尿病協会：糖尿病連携手帳 糖尿病連携の説明/概要（内容改訂）．p2-3.（2018年7月閲覧）
   https://www.nittokyo.or.jp/uploads/files/handbook_P2_3.pdf
4) 日本糖尿病学会：糖尿病治療ガイド2016-2017．文光堂，2016，p17-8.

（大野　敦）

若年から中高年までの血糖コントロール設定

POINT

▶年齢，罹病期間，臓器障害，低血糖の危険性，サポート体制などを考慮して個別に治療目標を設定する。

▶血糖正常化をめざす際はHbA1c 6.0％未満，合併症予防のためにはHbA1c 7.0％未満，治療強化が困難な際はHbA1c 8.0％未満を目標の目安とする。

▶糖尿病の慢性合併症を予防・進展抑制するために体重，血圧，脂質のコントロール目標も設定する。

1　個々の症例の血糖コントロール目標を設定しよう

■以下に，症例ごとの血糖コントロール目標を提示する。

HbA1c 6.0％未満をめざす症例（血糖正常化をめざす際の目標）

- 若年者
- 罹病期間が短い
- 併存疾患や血管合併症がない
- 低血糖のリスクが低い
- サポート体制が整っている

HbA1c 8.0％未満をめざす症例（治療強化が困難な際の目標）

- 高齢者
- 罹病期間が長い
- 重篤な併存疾患や血管合併症がある
- 低血糖のリスクが高い
- サポート体制が整っていない

HbA1c 7.0％未満をめざす症例（合併症予防のための目標）

- 上記に当てはまらないすべての65歳未満の成人患者
  （65歳以上の高齢者については**1章3**を参照）

2 血糖コントロール設定の概略

■ 糖尿病治療の目標はあくまで①健康な人と変わらない日常生活（QOL）の維持，②健康な人と変わらない寿命の確保であり，血糖コントロールはそれを達成するための手段である（血糖を下げることが最終目標ではない）ことをまず念頭に置く必要がある。

■ 血糖コントロールにより高血糖に起因する代謝異常を改善し，糖尿病に特徴的な合併症および糖尿病に併発しやすい合併症の発症・進展を阻止し，上記の目標①，②の達成をめざす。

■ 細小血管症を抑制するためには空腹時血糖値および血糖平均値の指標であるHbA1cの是正が必要であり，大血管症を抑制するためにはさらに食後高血糖の是正も必要である。ただし，血糖の急激な是正あるいは厳格すぎる血糖コントロールは，時に重篤な低血糖，細小血管症の増悪，突然死などを起こしうるので，血糖コントロールの目標は，年齢，罹病期間，合併症の状態，低血糖のリスクならびにサポート体制などを考慮して，個別に設定する（**図1**）[1]。

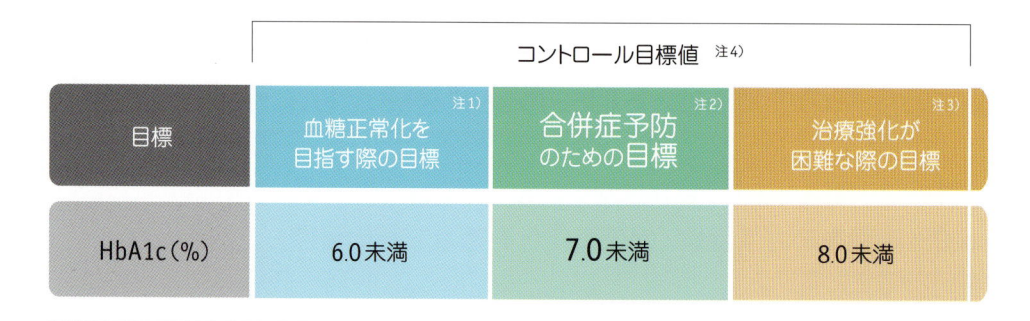

注1）適切な食事療法や運動療法だけで達成可能な場合，または薬物療法中でも低血糖などの副作用なく達成可能な場合の目標とする
注2）合併症予防の観点から，HbA1cの目標値を7%未満とする。 対応する血糖値としては，空腹時血糖値130mg/dL未満，食後2時間血糖値180mg/dL未満をおおよその目安とする
注3）低血糖などの副作用，その他の理由で治療の強化が難しい場合の目標とする
注4）いずれも成人に対しての目標値であり，また妊娠例は除くものとする
図1 血糖コントロール目標
65歳以上の高齢者については「高齢者糖尿病の血糖コントロール目標」を参照　　　　　　　　　　（文献1，p29より転載）

■ 多くの患者で，細小血管症予防の観点からHbA1c 7.0%未満を目標とする。食事・運動療法だけで達成可能な場合や，薬物療法中でも低血糖などの副作用がなく達成可能であれば6.0%未満を，逆に低血糖などの副作用やその他の理由で治療強化が難しい場合には8.0%未満を目標とする。

■ 合併症予防のための目標値（HbA1c 7.0%未満）に対応する血糖値として，空腹時血糖130mg/dL未満，食後2時間血糖180mg/dL未満を目安とする。

■ 血糖値の正常化をめざす観点からはHbA1c 6.0%を目標とすべきであり，空腹時血糖

110mg/dL未満に対応する。HbA1c 6.0%程度までは細小血管症・大血管症ともに発症リスクが低く[2]，罹病期間の短い，心血管系に異常のない若年者においての目標となる。

- HbA1c 8.0%未満は，低血糖やその他の理由で治療強化が難しい場合においても最低限達成することが望ましい目標値であり，この数値以上が続いていれば治療の変更を考慮する。
- 心血管障害の既往を有する場合は，特に低血糖を避けながら，徐々に血糖値を低下させる。

3　糖尿病の慢性合併症の予防・進展抑制

- 日本ではHbA1c 6.9%未満であれば細小血管症の発症・進展はほぼ抑制できるというエビデンスが報告されているが，大血管症については食後の血糖値だけが高い耐糖能異常の段階から発症・進展するリスクが高い[3]。
- 糖尿病の診断後，早期の血糖コントロールが長期間の合併症発症や死亡に関連する（legacy effect, metabolic memory）ので，治療は遅延なく行うことが重要である。
- 糖尿病患者における心血管イベントのリスクファクターの閾値はBMI 23であると報告されているため[4]，BMI 22を体重コントロールの目標とする。
- 糖尿病患者の目標血圧は130/80mmHg未満（家庭血圧125/75mmHg未満）である。特に，糖尿病腎症がある場合には十分な降圧を図る。
- 糖尿病患者の脂質コントロール目標値は，冠動脈疾患を有しない場合（一次予防）にはLDL-C 120mg/dL未満，non-HDL-C 150mg/dL未満，冠動脈疾患を有する場合（二次予防）にはLDL-C 100mg/dL未満，non-HDL-C 130mg/dL未満である。さらに，二次予防において非心原性脳梗塞，末梢動脈疾患（PAD），慢性腎臓病（CKD），メタボリックシンドローム，主要リスクファクターの重複，喫煙のある場合にはLDL-C 70mg/dL未満，non-HDL-C 100mg/dL未満を目標とする。TG（triglyceride）は150mg/dL未満，HDL-C 40mg/dL以上も併せて目標とする。

4　実際の症例

症例①　42歳男性，会社員，BMI 29

1 健診で初めて高血糖を指摘され，医療機関を受診。初診時の随時血糖278mg/dL，HbA1c 10.3%，インスリン分泌良好，細小血管・大血管合併症なし。

↓

2 食事・運動療法により空腹時血糖140〜150mg/dL，HbA1c 7.8%まで改善したが，そこから

は不変となったため，メトホルミン500mg開始。

↓

❸ 空腹時血糖130mg/dL，HbA1c 7.0％となったが，それ以上の改善はなく，メトホルミン1,000mgに増量。

↓

❹ HbA1c 5.8％，BMI 25となったが，HbA1c 6.0％未満を目標とし，メトホルミン1,000mgを継続中。

症例②　63歳女性，主婦，BMI 25

❶ 48歳時に糖尿病と診断され，グリメピリド内服開始。

↓

❷ 食事療法の不遵守によりHbA1c 8％台後半を推移し，グリメピリド2mgまで増量され，メトホルミン750mgも併用したが，HbA1c 7.5％程度で推移していた。

↓

❸ 転居のため，かかりつけを転医。空腹時血糖105mg/dL，HbA1c 7.4％，夕方にときどき，低血糖症状があるとのことだった。

↓

❹ HbA1c 7.0％未満を目標として改めて栄養指導を行い，グリメピリド2mg→1mgに減量した上でエクア®100mg 分2を併用開始。

↓

❺ HbA1c 6.8％となり，グリメピリド1mg→0.5mgに減量したところ，HbA1c 7.1％となったため，メトホルミン750mg分3→1,000mg分2とし，エクア®＋メトホルミンをエクメット®配合錠HD 2錠 分2に変更。

↓

❻ 食事・運動療法および服薬アドヒアランスも向上し，BMI 23，HbA1c 6.5％となり，以後は低血糖もなくHbA1c 6％台半ばで推移している。

文 献
1）日本糖尿病学会 編・著：糖尿病治療ガイド2018-2019．P.29，文光堂，2018．
2）Stratton IM, et al：BMJ. 2000；321(7258)：405-12.
3）Tominaga M, et al：Diabetes Care. 1999；22(6)：920-4.
4）清原 裕：糖尿合併. 2000；14(2)：80-4.

（杉山　徹）

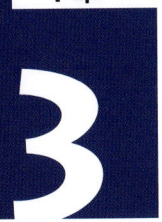

3 高齢者の血糖コントロール設定

POINT

▶ 年齢，罹病期間，低血糖の危険性，サポート体制などを考慮し個別に目標を設定する。

▶ 加齢に伴い重症低血糖の危険性が高くなることに十分注意する。

▶ 認知機能およびADLによりカテゴリー化し，HbA1cの目標値を設定する。

▶ 重症低血糖が危惧される薬剤を使用している場合は，HbA1cの下限値も設定する。

1　個々の症例の血糖コントロール目標を設定しよう

■ 下記をふまえ，年齢，罹病期間，低血糖の危険性，サポート体制などを考慮して個別に
　血糖コントロール目標を設定する（**図1**）[1]。

■ 加齢に伴って重症低血糖のリスクが高まることに十分注意する。

1）患者の特徴・健康状態
〈**認知機能**〉
　① 正常
　② 軽度認知障害～軽度認知症
　③ 中等度以上の認知症
〈**ADL***〉
　① 自立
　② 手段的ADL低下かつ基本的ADL自立
　③ 基本的ADL低下
* 手段的ADL：買い物，調理，金銭管理，服薬管理など
　基本的ADL：食事，更衣，入浴，排泄，整容など
〈**多くの併存疾患や機能障害の有無**〉
　① あり
　② なし
2）重症低血糖が危惧される薬剤（インスリン製剤・SU薬・グリニド薬）の使用の有無
　① あり
　② なし
3）年齢
　① 65歳以上75歳未満
　② 75歳以上

患者の特徴・健康状態[注1]		カテゴリーI	カテゴリーII	カテゴリーIII
		①認知機能正常 かつ ②ADL自立	①軽度認知障害〜軽度認知症 または ②手段的ADL低下,基本的ADL自立	①中等度以上の認知症 または ②基本的ADL低下 または ③多くの併存疾患や機能障害
重症低血糖が危惧される薬剤(インスリン製剤,SU薬,グリニド薬など)の使用	なし[注2]	7.0%未満	7.0%未満	8.0%未満
	あり[注3]	65歳以上75歳未満 7.5%未満(下限6.5%) / 75歳以上 8.0%未満(下限7.0%)	8.0%未満(下限7.0%)	8.5%未満(下限7.5%)

治療目標は,年齢,罹病期間,低血糖の危険性,サポート体制などに加え,高齢者では認知機能や基本的ADL,手段的ADL,併存疾患なども考慮して個別に設定する。ただし,加齢に伴って重症低血糖の危険性が高くなることに十分注意する

注1)認知機能や基本的ADL(着衣,移動,入浴,トイレの使用など),手段的ADL(IADL:買い物,食事の準備,服薬管理,金銭管理など)の評価に関しては,日本老年医学会のホームページ(http://www.jpn-geriat-soc.or.jp/)を参照する。エンドオブライフの状態では,著しい高血糖を防止し,それに伴う脱水や急性合併症を予防する治療を優先する

注2)高齢者糖尿病においても,合併症予防のための目標は7.0%未満である。ただし,適切な食事療法や運動療法だけで達成可能な場合,または薬物療法の副作用なく達成可能な場合の目標を6.0%未満,治療の強化が難しい場合の目標を8.0%未満とする。下限を設けない。カテゴリーIIIに該当する状態で,多剤併用による有害作用が懸念される場合や,重篤な併存疾患を有し,社会的サポートが乏しい場合などには,8.5%未満を目標とすることも許容される

注3)糖尿病罹病期間も考慮し,合併症発症・進展阻止が優先される場合には,重症低血糖を予防する対策を講じつつ,個々の高齢者ごとに個別の目標や下限を設定してもよい。65歳未満からこれらの薬剤を用いて治療中であり,かつ血糖コントロール状態が図の目標や下限を下回る場合には,基本的に現状を維持するが,重症低血糖に十分注意する。グリニド薬は,種類・使用量・血糖値等を勘案し,重症低血糖が危惧されない薬剤に分類される場合もある

【重要な注意事項】糖尿病治療薬の使用にあたっては,日本老年医学会編「高齢者の安全な薬物療法ガイドライン」を参照すること。薬剤使用時には多剤併用を避け,副作用の出現に十分に注意する

図1 高齢者糖尿病の血糖コントロール目標(HbA1c値)　　　　　(文献1, p46より転載)

2　高齢者糖尿病の特徴[1,2]

■加齢に伴うインスリン分泌の低下,体組成の変化(筋肉量の低下,内臓脂肪の増加),身体活動量の低下などによるインスリン抵抗性増大により耐糖能は低下し,糖尿病の頻度が増加する。

■食後の高血糖や低血糖を起こしやすく,低血糖に対する脆弱性を有する。

■高齢者の低血糖では自律神経症状が出現せず,非典型的な症状で起こるために低血糖が

見逃されやすく，重症の低血糖を起こしやすい。重症低血糖の頻度は加齢とともに増加し，転倒，骨折，認知症，心血管疾患発症，死亡のリスクファクターとなる。

■加齢とともに腎機能や肝代謝が低下し，薬物の蓄積が起こりやすく，薬物有害事象が出現しやすい。

■動脈硬化を基盤とする合併症が多く，無症候性の場合も多い。

■高齢者糖尿病は認知症または認知機能低下，うつ，日常生活動作（ADL）低下，サルコペニア，転倒，骨折，フレイル，尿失禁，低栄養などの老年症候群をきたしやすい。75～80歳以上では，ADL低下，認知機能低下，認知症，腎機能低下，重症低血糖，脳卒中，心不全がより起こりやすくなる。肺炎，尿路感染症，敗血症，結核などにもかかりやすい。

■高齢者でも，高血糖は糖尿病網膜症・腎症，心血管疾患，脳卒中，心不全，感染症，死亡，老年症候群のリスクファクターである。

■糖尿病患者は手段的ADL（買い物，調理，金銭管理，服薬管理など）や基本的ADL（食事，更衣，入浴，排泄，整容など）が低下しやすいこともふまえて，高齢者糖尿病では①身体機能，②認知・心理機能，③栄養状態，④服薬状況，⑤社会・経済状況などを評価する包括的高齢者機能評価（comprehensive geriatric assessment；CGA）を多職種で行い，必要に応じて介護保険などによる社会サービスの導入を行う。

3　高齢者の血糖コントロール設定の概略（図1）

■高齢者糖尿病の高血糖は細小血管症および大血管症，感染症，死亡，老年症候群のリスクファクターであるので，適正な血糖コントロールを行う。

■ただし，高齢者では低血糖を起こさないことへのよりいっそうの注意も必要となる。

■高齢者糖尿病ではHbA1cの値と大血管症または死亡の間にJカーブ現象がみられる。HbA1c 6.0％未満と10.0％以上で死亡が増加し，HbA1c 7.2％未満と8.8％以上で脳卒中発症が増加した。80歳以上の2型糖尿病では，HbA1c 7.0～7.4％で最も死亡リスクが少なかった。

■HbA1c 8.0％以上では糖尿病合併症のみならず，認知機能低下，認知症，転倒，フレイルなどの老年症候群が増える。

■HbA1c 9.0％以上では感染症，死亡，高血糖高浸透圧症候群，転倒のリスクが高くなる。

■重症低血糖が危惧される薬剤を使用している高齢者は，HbA1cの目標値と同時に目標下限値を設定する。

■①比較的若い患者を対象としたRCTでHbA1c 6.5％未満にしても死亡は減少しない，②HbA1c 6.0％未満は転倒や死亡のリスクファクターになる，③経口血糖降下薬

による重症低血糖の頻度はHbA1c 7.0%未満になると指数関数的に上昇する，ということに基づき，インスリンやSU薬投与中の高齢者では，健康であってもHbA1c目標値の下限を6.5~7.0%に設定することが望ましい。

- 認知症やフレイルのある患者で低血糖リスクが大きい場合には，①HbA1c 7.0%前後で重症低血糖を起こしやすく，その弊害が大きい，②平均余命が短いため血糖コントロールの意義が相対的に小さい，ということから，HbA1c目標値の下限を7.5%に設定することが望ましい。
- 食事療法，運動療法のみで治療している患者や低血糖を起こしにくい薬剤で治療している患者は，HbA1cの下限を設けずに可能な限り良好な血糖コントロールを行う。
- これらの目標値や目標下限値を参考にしながらも，患者の個別性を重視し，個々の症例に応じて柔軟に目標設定を行う。

4　実際の症例

症例①　76歳男性，無職，BMI 24

1 40歳代で糖尿病を発症。

↓

2 70歳を過ぎて認知症を発症し，服薬自己管理が困難となった。

↓

3 グリメピリド1mg＋エクア®100mgでHbA1c 8.8%となり，持効型インスリン1回（妻が注射）を併用開始。

↓

4 HbA1c 7.2%まで改善したが，妻の入院によりインスリン自己注射が不可能となり，HbA1c 9.5%まで再増悪。

↓

5 グリメピリド2mgに増量し，HbA1c 8.2%まで改善したが，認知症の進行により内服薬の自己管理も困難となり，HbA1c 9.5%まで再増悪。

↓

6 訪問看護を導入の上，内服を昼1回のみとして家族やヘルパーの管理とするため，エクア®を1日1回のジャヌビア®に変更し，グリメピリドも3mgに増量したがHbA1c 9.9%まで増悪。

↓

7 ジャヌビア®を中止し，訪問看護師によるトルリシティ®0.75mgの週1回注射を開始したところ，HbA1c 7.8%まで改善したため，グリメピリドは2mgに減量。患者の状態はカテゴリーⅢであり，SU薬を内服しているため，血糖コントロール目標をHbA1c 8.5%未満（下限7.5%）とし，以降はHbA1c 8%台前半で推移している。

症例② 75歳女性，主婦，BMI 33

1 27歳と31歳時の出産を契機に体重が80kgまで増加。
↓

2 60歳頃から糖尿病予備軍と指摘されていたが，特に治療せず。
↓

3 65歳時に糖尿病と診断され，食事・運動療法を開始したが，あまり遵守できず，66歳からベイスン®0.9mg内服開始。
↓

4 その後も改善がみられず，徐々に内服薬が追加され，72歳の時点でオイグルコン®2.5mg，ベイスン®0.9mg，ピオグリタゾン15mg，エクア®100mg内服下でHbA1c 7.7%であった。
↓

5 72歳時に糖尿病教育入院を行ったところ血糖値の改善がみられ，オイグルコン®は中止。
↓

6 退院後，体重が70kgまで改善したが，徐々に食事・運動療法が守れなくなり，74歳時には体重80kg，HbA1c 9.4%と再増悪。末梢神経障害と単純網膜症を認め，腎症は2期となった。認知機能は正常でADLも自立していた。
↓

7 再入院し，エクア®を中止の上，ビクトーザ®の自己注射を開始。栄養再指導も行い，血糖コントロールは改善。体重も入院中に80kgから74kgに減少。
↓

8 患者の状態はカテゴリー I であり，SU薬やインスリン製剤は使用していないため，血糖コントロール目標をHbA1c 7.0%未満（下限なし）に設定。退院後は食事療法がやや緩んでいるものの，HbA1c 6.8%前後で推移している。

文 献

1）日本老年医学会・日本糖尿病学会，編・著：高齢者糖尿病診療ガイドライン2017. 南江堂，2017, p1-48.
2）日本糖尿病学会：糖尿病診療ガイドライン2016. 南江堂，2016, p411-48.

（杉山　徹）

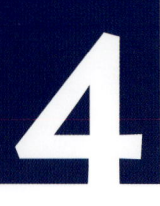

4 薬物治療を活かすための食事療法のミニマム・チェック

POINT

▶患者のQOLを高めることで食事療法を継続できる可能性は高まるため，それらに配慮した指導にあたる必要がある。

▶食事療法において，食べてはいけないものはない。重要なのは「食べるタイミングと量」である。

▶管理栄養士との連携により，具体的かつ個別性の高い食事療法を提案できる。

1 糖尿病治療における食事療法のポイント

■糖尿病の治療法の中でも，食事療法が重要であることは医療者であれば，当たり前のように考えられると思う。しかし，食事療法についてはコンプライアンスが悪く，中断してしまう例も少なくない。

■以下に，食事療法のポイント[1]を挙げる。

①朝食，昼食，夕食を規則正しく食べ，間食を避ける

②腹八分目とし，ゆっくりとよくかんで食べる

③食品の種類はできるだけ多く，バランス良く摂取する

④脂質と塩分の摂取を控えめにする

⑤食物繊維を多く含む食品（野菜，海藻，きのこなど）を，積極的に，かつできるだけ食べ始めに摂る

⑥肥満のある場合，まずは現体重から5％の減量をめざす

■ただし，この6つの文面だけでは具体性に欠け，もともと過食や偏食だった患者に上記の内容をストレートに伝えてしまうと，過度な制限や食事内容の大幅な変更というイメージを植えつけ，それがストレスとなって実行度が低下し，中断してしまう一因となる。

■そこで，本項ではエビデンスに基づいた食事療法というよりも，管理栄養士が実際の現場でどのような工夫をして食事療法の支援をしているかを具体的に紹介する。

2 食事療法継続のために重要なこと

- 食事は糖尿病治療のためにしているものではなく，生きるために必要不可欠なことである。そのため，食事は患者にとっての楽しみや人生を豊かにするべきものである。しかし，糖尿病治療のための食事となると，ネガティブなイメージを浮かべてしまう。

- このような不具合を，医療者側は指導時に十分に理解し，配慮しなければならない。患者のQOLを高めると食事療法を継続できる可能性が高まるため[2]，それらに配慮した指導にあたる必要がある。以下に，そのポイントを示す。

① 食事だけでは解決しない，様々な要因を知る

- もちろん，食事内容はとても重要ではあるが，問題のある食事内容になってしまう背景をきちんと探る必要がある。外食やコンビニ弁当が多くなる理由や，そもそも患者自身が糖尿病をどのように受け入れているか，などを知らない限り，具体的な方法は提案できない。

- そのため，「なぜ，そのような食事をするのか」の原因を知ることが非常に重要である。

② 価値観や食事に対する思いを理解する

- たとえば，夜遅くまで仕事をしてきて自宅に帰るのが午前様となるような患者に「夕食を22時以降に食べるのは避けるように」といった非現実的な指導をすることや，ずっと1人暮らしで，1人で食べる寂しさから自宅近くの居酒屋へ足繁く通い，そこで食べることを本当に楽しみにしている人に「居酒屋のメニューは高エネルギーなものばかりで，血糖コントロールを乱すから行くのをやめるように」などと楽しみを奪うようなことを言っては，決してその食事療法は続かず，かつ二度と栄養指導を受けたくなくなってしまう。

- その人にはその人の価値観や感情がある。その思いをきちんと受け止めることが大切なので，聞き取りに十分な時間を割く。

3 食事療法のバランスと食品交換表の活用法

- 食事療法は基本的に，非監視下で患者自身が能動的に行わなければならない。その場合，きちんとした教育を受け，その知識を使って食事療法を実行していくことになる。

- 食事バランスの重要性は理解していても，食事療法とはどのようなものなのかを理解できていない場合が意外と多い。

- 原則，食べてはいけないものはなく，重要なのは「食べるタイミング（時間）と量」である。食べられないと思っているものについても，工夫次第で食べることも可能である。

- 図1が基本中の基本となるバランスの良い食事のイメージである。ポイントとして，以下の3つを挙げる。

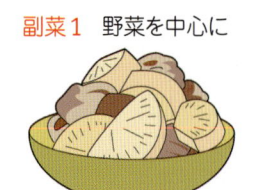
副菜1　野菜を中心に

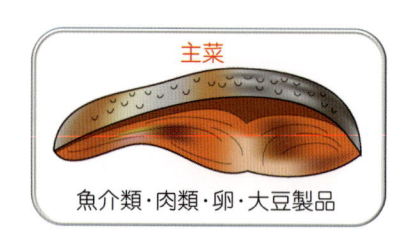
主菜

魚介類・肉類・卵・大豆製品

主食

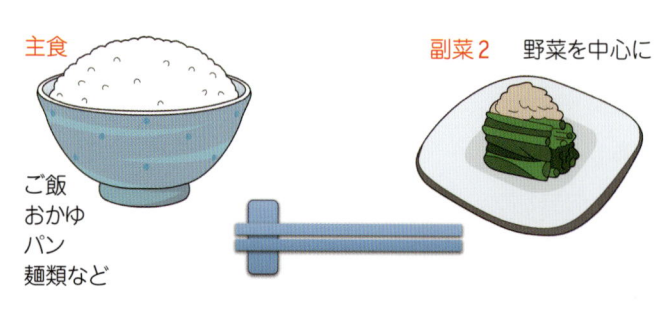

ご飯
おかゆ
パン
麺類など

副菜2　野菜を中心に

1日1回どこかの食事で

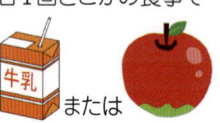
牛乳　または

図1　バランスの良い食事のイメージ

---

① 主食は1種類で一定量にする

ラーメンとライスなど，主食の重ね食べは血糖コントロールを乱す。また，夜だけドカ食いをするなども問題になるので，ここを抑えていくことが重要である。糖質量は重量より簡単に算出する方法[3]があるため，これらを教育することで一定量の摂取がかなり容易になる

② 主菜は種類を満遍なく選んで食べる

肉類，魚介類，卵類，大豆・大豆製品，どれかに偏ることは避け，満遍なく食べる

③ 副菜の理想は1回の食事で2品以上並ぶこと

野菜は1日350gの摂取が推奨されている。野菜をきちんと摂ることで，血糖上昇抑制効果のある食物繊維を豊富に摂取することができる

- 食事療法の指導時に食品交換表を使用することが多いと思うが，中身の説明だけで終わってしまい，活用法まで教育されていないことがある。経験値によって使用方法を変えると，より実践的になる。

- 以下に，経験値に応じた食品交換表の活用法を提示する。

①初心者編──食品の過不足を発見する

- 食品交換表の配分表を使い，自分自身の食事の振り返りを行って，「何が多くて何が足りないか」の気づきを促す。これにより，普段の何気ない食事に対して興味を持ち，食事について考える力を養っていく。

②中級編──献立を具体的に起こすことができる

- 過不足が理解できたら，実際に自分が食べる食事を**図1**に当てはめて食べることができるよう教育する。また，**図1**のような形で提供されない食事（たとえば，どんぶり物など）の場合，何が過不足していて，何を減らし，何を増やすべきか考えて実行できる力を身につける。

③上級編——旅行や外食などイベントに強くなる

■ よくあるのは，「旅行や外食に行くと血糖が乱れる」というケースである。しかし，人は旅行を楽しみたいし，外食をしたいときもある。これらを中止するよう指導するのは得策ではない。旅行などは唐突に行くというよりも計画して行くものである。この場合，旅行中に工夫することに目を向けるのではなく，その前後にどのような工夫ができるか考える力をつけるよう促すのもひとつの策である。旅行先の食べ物や，旅館やホテルの食事がどのようなものかがわかっていれば，旅行の1週間前の食事で「脂ものは避けよう」などの工夫ができる。

◎

■ いまだに「食事療法＝エネルギー制限」と勘違いされている患者や医療者がいる。しかし，食事療法において食べてはいけないものはなく，食べ方やタイミングが重要となる。粗食にすることが重要だと思い，おにぎりだけで食事をすませたりしてエネルギー摂取を控える努力をするが，それではかえって血糖値が高くなる[3]ので，中級編で述べたように，**図1**のような食事を摂るための支援が必要である。

4 こんな患者さんはいませんか？ 基本に沿えない場合のエッセンス

野菜をあまり摂れないと言われたときの1例

■ 単身者などは比較的簡単に食事をすませたり，食事より趣味や生活費に必要経費を奪われて安価なものを選びがちだったり，1度野菜を買うと毎日同じ野菜を食べ続けることに飽きてしまって買うのを控えるということがある。

■ たとえば，1人前の使い切りならカット野菜や冷凍野菜を上手に利用するとか，食物繊維の摂り方として麦飯*などを提案して，普段の食事スタイルをあまり変えず，続けやすいような支援をするなどの工夫で継続を促す。

　　*レトルトでも何種類も利用可能。

間食をしたい（おやつを食べたい）と言われたときの1例

■ 菓子類を間食に摂ると血糖コントロールが乱れることが多い。そこで，食べるのであれば食後のデザートにするとか，食間に食べるのであれば高糖質でないものや砂糖不使用のものにするとか，インスリン使用者には応用カーボカウント法の提案をするのもひとつの方法である（**表1**）[3]。また，インスリンMix製剤などであれば，中間型のピーク時にデザートを食すといった工夫もできる。

表1　糖質量の目安の計算方法

	主食のカーボ量
米飯	重量 (g) × 40%
パン	重量 (g) × 50%
茹で麺	重量 (g) × 20%
副食のカーボ量	一律　2（20g）
食事に含まれるカーボ量：主食＋2	

（文献3より引用）

5 今流行りの糖質制限食の是非

糖質制限の方法にも種類がある

■ 自己体験を交えながら，いろいろと糖質制限の効果を提唱する先生はいるが，私たちが注目した大規模な研究はDIRECT試験である[4]。今まで肥満の大敵は「あぶら（脂質）」とされていて，揚げ物を避けるなど，ローカロリーにすることが重要視されていたが，この結果では炭水化物を少なくすることが，一番の減量効果があったとされている。

■ しかし，世に出回っている糖質制限の方法は様々あり，主食だけを抜くようなやり方を推奨するものもあれば，極限まで糖質を摂取しないやり方などもある。方法や理論がバラバラであるため，選択を間違えるとかえって他の病気や合併症を引き起こすなど危険な場合もあり，注意が必要である。

糖質制限を行うよりもまずは根本的な食事の問題を解決すること

■ よくよく聞くと誤解しているケースもある。主食はまったく食べないようにしているが，アイスクリームや饅頭などの菓子類は食べていたりする。また，根本的な食事がどんぶり物や麺類などの糖質に偏っている場合もあるため，それを修正すれば特段，糖質制限をする必要がない場合もある。根本的な問題点に目を向けず，安易に糖質制限を実行することは推奨されず，きちんと食習慣や食環境を考えた提案をすることが重要である。➡5章Q1

6 管理栄養士との連携の重要性

■ 食事療法は個別性が高いため，1人ひとりにあった食事療法を提案すべきである。そのためには，栄養・食の専門家である管理栄養士を大いにご活用頂ければ，具体的かつ継続性の高い食事療法を提案できると思う。

文 献

1) 日本糖尿病対策推進会議, 編：糖尿病治療のエッセンス2017年版. 文光堂, 2016, p10.
2) Ishii H, et al：Diabetes Res Clin Pract. 2008；81(2)：169-78.
3) 黒田暁生, 他：糖尿病. 2010；53(6)：391-5.
4) Kameyama N, et al：Br J Nutr. 2014；111(9)：1632-40.

（原　純也, 杉山　徹）

薬物治療を活かすための 運動療法のミニマム・チェック

POINT

▶患者の誰もが "運動" を知っているが，必ずしも "糖尿病の運動療法" を知っているとは限らない。

▶毎食後に30分間のウォーキングをするというのは，絵に描いた餅を語るようなこと。

▶オートメーション化された中での "運動不足" の意味は，足を動かして体を運ばないということ。

▶食事から摂取された糖の流れと運動の役割を知ると，心が動き体を動かしたくなる。

▶糖尿病患者は動きにくい体になっているため，まずは "動きやすい体にすること" が運動継続のコツである。

1 糖尿病治療における運動療法

■糖尿病の治療は，まずは食事療法や運動療法に取り組むことから始まる。これらを行っても十分でない場合に内服薬が用いられ，インスリン分泌が不足している場合や糖尿病の型によってはインスリン治療が行われる。

■食事は生活習慣として既に身についているため，食事の量や内容を指導することが具体的な治療法となる。

■運動については，実際に取り組んでいる運動内容を指導することは稀であり，これから取り組むべき運動療法へのインフォームドコンセントが重要となる。しかし，運動に対するイメージは様々で，運動は苦手，運動は面倒くさいなどネガティブなイメージを持つ患者もいれば，運動は趣味であるというようにポジティブなイメージを持つ患者もいる。そのため，治療として取り組むべき運動療法について，「運動不足にならないように」「体重が増えないように」「高血糖を改善するように」と勧めて患者個々の運動イメージに上乗せするだけでは，患者の心は動かない。

■短い診療時間においても，運動療法は「食後高血糖を抑制するため」であることや「お薬との関係」，また「インスリンの感受性を高めるため」など，食事療法や薬物療法に関連する治療法であることを伝えるのが第一歩である。

2 運動療法への関心に結びつけるために

■食事の後に運動をすることは，ブドウ糖を骨格筋へ取り込み，食後高血糖の抑制につな

がる。しかし，その運動を「毎食後の30分間のウォーキング」と伝えた場合，一体どれだけの患者が実際に行うだろうか。「食休み」という言葉があるように，食後はゆったりしたいし，特に糖尿病患者ではその傾向が強い。実際に取り組めそうにない運動を推奨することは，「それは無理だ」という運動療法の敬遠につながってしまう。

■ 食後の運動として，「食べ終えたらお皿などを台所へ持っていき，洗いや片付けまで行う」などでも立派な運動であり，じっと座っていることに比べたら食後高血糖の予防につながる。このように，食事の後に体を動かすだけでも骨格筋へのブドウ糖の取り込みを促すことになるというのを知れば，積極的な運動への関心にも結びつく。

3　運動不足解消のためにできること

■ 多くの患者は運動不足を実感している。しかし，運動になかなか取り組めない，継続できないというのが実態である。その理由としては，「時間がない」「忙しい」などがある。つまり運動は，わざわざ時間を割いて取り組むほど優先順位が高くないということである。

■ しかし，運動不足が慢性化すると，糖代謝は悪化していく。また，坐位時間の長さは糖尿病リスクにも関連することが指摘されている。一方で，5分以下の短時間であっても低強度の身体活動を行うことで，坐位時間が長い肥満者や血糖調節障害の患者において血糖コントロールが改善することが報告されている[1]。

■ 運動不足とは，足を動かして体を運んだりしないことである。たとえば，「家で一番使うリモコンは何ですか？」と患者に問いかけると，「テレビのリモコンです」と答える。2003年にテレビが薄型になってからは，スイッチを押したりチャンネルを回したりするためテレビまで歩くこともなくなり，足を動かすことが減少している。

■ 当センターに通院する外来患者に対して「リモコンを手元に置かない日を設けましょう」というアドバイスを行ったら，平均2,600歩/日の差があった。運動不足解消は，まずは足元からである。➡ 5章Q2

4　食事からの糖の流れと運動の役割

■ 食事から摂取した栄養（たとえば炭水化物）が胃で消化されブドウ糖となり，小腸（十二指腸）から門脈を経由し肝臓へ，ここで膵臓から分泌された内因性インスリンによりブドウ糖は貯蔵され，一部を残し放出されたブドウ糖は，まず脳エネルギーとして，また外因性インスリンによって骨格筋（約70%），脂肪（3%）に取り込まれる[2]（図1）。このようにして食後の血糖値は，140mg/dLを超えない状態となる。

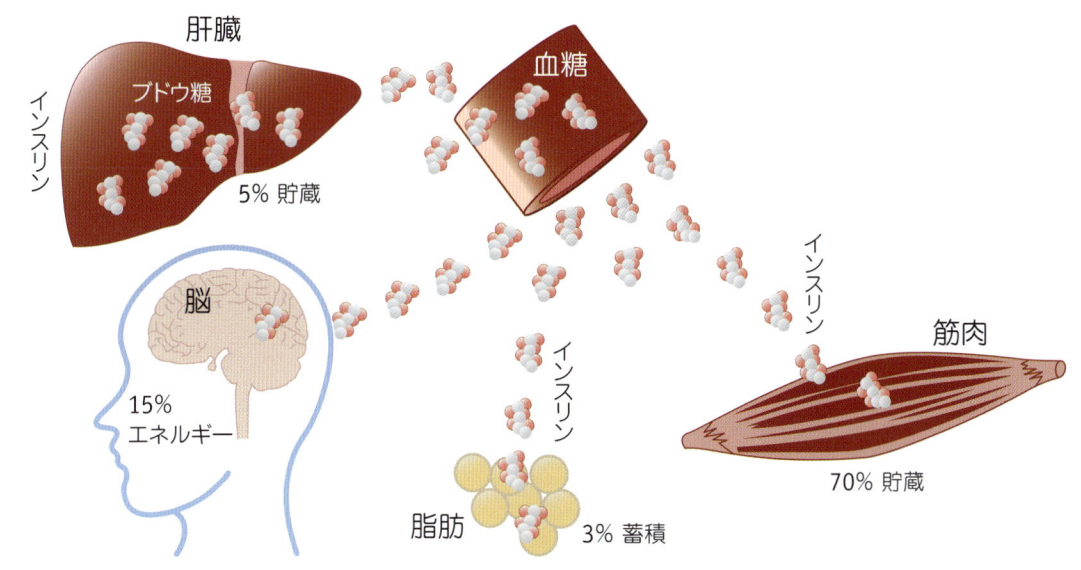

図1　各臓器への糖の流れ
筋肉はインスリンの標的臓器で，最大の血糖取り込み器官である

- ここで重要なのは，膵臓から分泌されるインスリンが最もターゲットとする臓器は，体重の約50%を占める骨格筋ということである[3]。この骨格筋には，インスリンの合図でブドウ糖を骨格筋内へ取り込む役割をする糖輸送担体（GLUT4）が存在している。このGLUT4は，運動不足の状態が続くと反応が鈍くなり，その数を減らす。そうするとインスリン感受性が低下して，インスリンの過剰な分泌が脂肪への糖代謝を促して内臓脂肪を増加させ，インスリン抵抗性が高まり，膵臓の疲弊によってインスリン分泌の不全を招いて高血糖となる。すなわち，諸悪の根源はGLUT4の減少であると言える。
- 糖尿病の治療における食事療法や薬物療法の進歩は目覚ましいが，GLUT4を増やすのは食事でも薬でもなく，唯一，運動を行うことだけなのである。

5　糖尿病患者における運動継続のコツ

- 糖尿病患者は，過食や運動不足があるから血糖コントロールが良くならないことを自覚している。それでも，なかなか適正な食事が行えない，ましてや運動などに取り組む気にもなれない。この悪循環が高血糖につながってしまう。体重が増えるとダイエットに励むが，医師からは歩きなさいと言われたので，次回の診察までに運動しておかないと…。このような患者は日常診療でも多いのではないだろうか。
- 患者の立場に立って言い訳をするならば，糖尿病があると動きにくい体になっているのである。それは，糖や脂肪はエネルギーで，車で言えばガソリンのようなものであるが，そのエネルギーが骨格筋で使われにくいエンプティーな状態となっている。

- 糖尿病患者は頻回に腓返りを起こすが，その原因のひとつに高血糖による糖化も考えられる。筋肉を取り巻くコラーゲンとエラスチンからなる筋膜が糖化されると，強張りが増加して攣縮を起こしやすくなる。このような状態にもかかわらず，「1万歩をめざして歩きなさい」などと言えば，それがストレスになって血糖が上がってしまう。
- そこで，糖尿病患者がまず行うべき運動として挙げられるのが，ストレッチングである。ストレッチングとは，筋肉を腱から伸張する運動療法であり，反動をつけず10秒間行う。すると，筋腱が伸ばされて伸張効果が得られるとともに筋膜の線維芽細胞の活性化による糖化改善にもつながる。
- 図2のようにわずかな時間で行えるセルフチェックで強張り感を知り，10秒間のストレッチングで即時的に改善されることを自覚する。このような「運動の見える化」が運動継続につながるコツである。

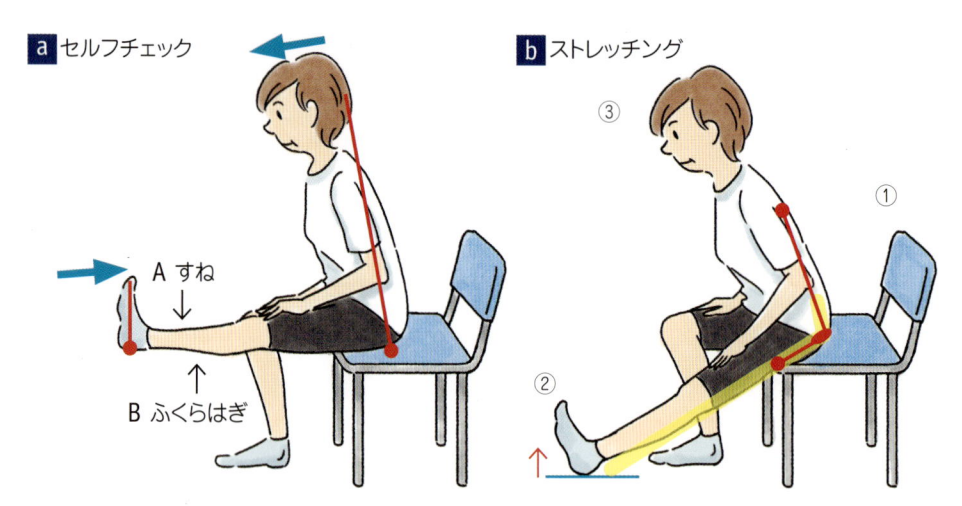

図2 セルフチェックとストレッチング
a：セルフチェック
〈動作〉片足を図のように伸ばし，上体をやや前傾させながら足首を曲げる
〈感覚〉この足首を曲げる動きを，A：すね，B：ふくらはぎのどちらの筋肉が行ったと思うか？
〈チェック〉AならOK。Bと感じた人は足首を曲げる動きを阻害するような，ふくらはぎが硬くなった状態となっている。これは，立ち上がる，歩くなどの動作にも影響を与える。また，腓返りの原因にもなる
セルフチェックの動作で強張りを感じたら，その改善をストレッチングで行うことが重要
b：ストレッチング
〈実践〉①椅子に浅く腰掛ける，②片足の踵を床につけ足首を曲げる，③視線は前方に，背中を丸めずわずかに前傾する
③の姿勢で踵から膝裏，大腿背部までがストレッチされる。ストレッチングは10秒間ゆっくりと数えながら行う。なお，反動をつけずに行うことが重要。ストレッチングの後にセルフチェックを行い，足の動きや感覚の変化を感じとる

文献
1) Dunstan DW, et al：Diabetes Care. 2012；35(5)：976-83.
2) 亀井康富, 他：月刊糖尿病. 2015；7(1)：80-5.
3) 石原昭彦, 他：糖尿病. 2008；51(6)：459-63.

（天川淑宏）

1 ビグアナイド薬——メトホルミン

1 適格例と不適格例を知ろう

◎ 適格例

1 2型糖尿病症例

以前は過体重患者における第一選択薬であったが，非肥満患者においても同様の血糖降下作用を示すことから，欧米においては過体重患者に限定することなく，第一選択薬として主要なガイドラインに示されている[1]。

2 慎重投与を含めれば，下記の不適格例でないもの。

※75歳以上の高齢者ではより慎重な判断が必要。

☒ 不適格例

1 腎障害症例（eGFR ＜ 30mL／分／1.73m^2）

※eGFRの換算式 (https://www.jsn.or.jp/guideline/pdf/CKDguide2012_3.pdf)

・75歳男性でCr 1.7ならeGFR 31.4，Cr 1.8ならeGFR 29.5

・75歳女性でCr 1.3ならeGFR 31.2，Cr 1.4ならeGFR 28.7

2 妊婦（内服している症例は実在するようだが，わが国では原則禁忌）

3 脱水，食事摂取困難時などのシックデイ（一時的）

4 経口摂取が困難な患者や寝たきりなど，全身状態が悪い患者

✓ 副作用および注意点

1 消化器症状

下痢，悪心が5％以上，食欲不振，消化不良，嘔吐，腹痛が1〜5％。治療開始早期（多くは6週以内）に発生することが多い。過去の用量反応性を評価した臨床試験（500〜2,000mg）では，治療中断に至る症例は3〜10％とされ，500mg以下ではほとんど起こっていない[1]。

2 乳酸アシドーシス

1970年代に使用中止となったフェンホルミンを使用中の糖尿病患者における乳酸アシドーシスの発生頻度は10万患者・年あたり40〜60件とされているが，メトホルミンでの発生頻度はその約1／20で約3件である。また，メトホルミン使用中に発生した乳酸アシドーシスのうち，メトホルミン投与が原因と考えられる症例は半数以下で，ショックや組織低酸素症など，乳酸アシドーシスのリスクを抱えた状態で発生した場合が過半数を占めており，こうした症例で死亡率が高かった[1]。

ビグアナイド薬の種類[2]

一般名	商品名	血中半減期（hr）	作用時間（hr）	1錠中の含有量（mg）	1日の使用量（mg）
メトホルミン	グリコラン®	3.6	6〜14	250	500〜750
	メトグルコ®[注]	2.9	6〜14	250, 500	500〜1,500
ブホルミン	ジベトス® ジベトン®S	1.5〜2.5	6〜14	50	50〜150

高齢者，軽度腎障害，軽度・中等度肝障害のある患者には慎重投与とされている。1日の使用量は常用量を記載したが，メトグルコは2,250mg／日まで使用可能で，用法として食直前または食後投与と記載がある[2]

2　作用機序の概略

- AMP-activated protein kinase（AMPキナーゼ）を介する機序，グルカゴン受容体を介する機序，それらを介さない機序など様々な作用機序が解明されてきているが，現在もなお全容は解明途上にある[1]。
- 肝臓での糖新生抑制が主な作用であるが，その他，消化管からの糖吸収の抑制，末梢組織でのインスリン感受性の改善など様々な膵外作用により，血糖降下作用を発揮する[2]。
- 単独使用では低血糖をきたす可能性はきわめて低い[2]。
- ADAのStandards of Medical Care in Diabetes-2018では次のように紹介されている（**表1**）[3]。

表1　2型糖尿病治療における米国で使用可能な経口血糖降下薬の薬理

クラス	化合物	細胞機序	主な生理作用	腎投与勧告
ビグアナイド	メトホルミン	AMPキナーゼの活性化（？その他）	↓肝グルコース産生	eGFR>45なら用量調整不要 eGFR 30〜45なら新規投与はしない，もしくは現時点でのメトホルミンの危険度／有益性を評価 eGFR<30なら中止

3　ビグアナイド薬を使用するコツ

各種ガイドライン内における記載

- 下記の点からも，是非とも使用したい薬剤である。

【糖尿病治療ガイド 2018-2019】[2]

- メトホルミンは血糖コントロール改善に際して体重が増加しにくいので，過体重・肥満
  2型糖尿病例では第一選択薬となるが，非肥満例にも有効である。

【糖尿病診療ガイドライン2016】[4]

■ 欧米での第一選択薬になっている。肝臓からのブドウ糖放出抑制や，末梢組織でのインスリン感受性促進作用により効果を発揮し，肥満2型糖尿病例では，大血管症抑制のエビデンスもある。稀に重篤な乳酸アシドーシスが起こる危険があり，適応患者を見きわめる必要がある。

【高齢者糖尿病診療ガイドライン2017】[5]

■ 「X-CQ-3：高齢者糖尿病でメトホルミンは心血管死亡を減少させるか？」
要約：メトホルミンは高齢者でも心血管死亡のリスクを減少させる可能性がある。

【ADAのStandards of Medical Care in Diabetes-2018】[3]

■ メトホルミンは，禁忌でなければ2型糖尿病例の第一選択薬である。効果的で安全かつ安価であり，心血管イベント，心血管死のリスクを減らす（**表2**）。

表2 成人2型糖尿病の治療を選択する際に考慮すべき薬剤の特性と患者要因

	効果	低血糖	体重変化	心血管効果		費用	経口/皮下注	腎効果		追加検討
				ASCVD	CHF			糖尿病性腎臓病の進展	投薬/使用検討	
メトホルミン	高い	なし	はっきりしない（若干減少の可能性）	有益である可能性	はっきりしない	安い	経口	はっきりしない	eGFR<30で中止	・胃腸系副作用はよくある（下痢，悪心） ・B$_{12}$欠乏が起こりうる

ASCVD：動脈硬化性心血管病変
CHF：慢性心不全

使用にあたってのポイント

〈使用してはいけない症例かどうか慎重に考える〉

☞**腎機能をチェックし，eGFR＜30mL/分/1.73m^{2}でなければ使用を考慮**

■ 重篤な副作用として乳酸アシドーシスがある，肝・腎・心・肺機能障害のある患者，循環障害を有する患者，脱水，大量飲酒者，手術前後，インスリンの絶対適応のある患者，栄養不良，下垂体・副腎機能不全者には使用しない。推算糸球体濾過量（eGFR）が30mL/分/1.73m^{2}未満の場合は使用しない。30～45mL/分/1.73m^{2}の場合は慎重投与とする[2]。ADAのStandards of Medical Care in Diabetes-2018では，メトホルミンはeGFRが30mL/分/1.73m^{2}程度までであれば安全に使用できると記載されている[3]。

〈使用上の注意点〉

■ 使用上の注意点について，より詳しくはビグアナイド薬の適正使用に関する委員会による「メトホルミンの適正使用に関するRecommendation」をご参照頂きたい[2]。

☞**年齢を考慮しつつ，腎機能の問題がなければ使用を考慮**

■ 75歳以上の高齢者ではより慎重な判断が必要であるが[2]，ADAのStandards of

Medical Care in Diabetes-2018のOlder Adultsの項において，「メトホルミンは2型糖尿病例の第一選択薬であり，eGFRが30mL／分／1.73m^{2}以上であれば安全に使用できる」と記載されている[3]。

■ 『高齢者糖尿病診療ガイドライン2017』においては，「BMI低値や筋肉量低下がある患者では，患者クレアチニン値が低めに出ることから，血清クレアチニン値から算出したeGFRcreでは腎機能を過大評価することがあるので，特に慎重に投与する。こうした患者では，血清シスタチンCを用いたeGFRcysなどの指標も用いて評価することが望ましい。また，小柄な高齢者でeGFRを使用する際は，より正確なGFRを求めるため，eGFRを実際の体表面積で補正することが望ましい」とされている[5]。

■ 余談ではあるが，数年前に68歳の患者さん（腎機能は正常）にメトホルミンを処方した際，院外薬局からの疑義照会でメトホルミンは高齢者（65歳以上）には禁忌なので処方を見直すよう注意を受けたことがあった。事情を説明し結局は処方に至ったが，高齢者というだけで65歳以上の症例に使用できないとなると，血糖調整，QOL，医療費負担などにおいて大きな不利益になると感じた。現在は，以前よりもメトホルミンの使用に緩和的になってきているため，腎機能に注意して慎重に処方すれば，高齢者の糖尿病治療の幅も広がるだろう。

☞ 消化器症状に注意しながら，少量より開始し増量を検討

■ 低用量（500mg以下）から開始して徐々に増量する方法（start low, go slow）が，消化器系の副作用による治療中断を避けるために現実的である[1]。

■ 筆者は500mgもしくは750mgから開始し，さらなる改善を期待する場合は副作用がなければ血糖に応じて増量し（1,000〜1,500mg），最大量（2,250mg）＊まで検討することにしている。

  ＊最大量までの増量については，糖尿病専門医へのコンサルトが望ましい。

■ 消化器症状は，患者さんによっては1回量または1日投与量に応じて出現したり消失したりすることがあるので，1日250mgを1回だけという最低用量で症状の有無を確認してみてもよいかもしれない。

■ 軟便・下痢に対しては整腸薬，腹痛に対しては制酸薬（PPI），悪心や腹部膨満感に対してはプリンペラン®やガスモチン®，ガスコン®などを処方することで症状が緩和されることがある。

☞ 用法・用量についてはアレンジを加え服薬コンプライアンスの向上を

■ 用量が安定したら合剤への切り替えも検討する（服薬錠数の減少）。

■ 患者さんの服薬コンプライアンスは様々であるが，やはり服薬回数の多い薬剤は飲み忘れが多い。

■ 昼の服薬が困難であれば朝，夕に分ける，あるいは眠前の投与も検討する。

■ 朝の高血糖を抑えるために眠前投与を勧める先生方もいる（昼も内服すると4回投与となるのだが…）。

■ 食前と食後の内服に不便を感じている場合は，食前に内服することとする〔α−グルコシダーゼ阻害薬（α-GI）などと同時に食直前に内服する〕。むしろ，食前投与のほうが血糖改善作用に効果的であったとする報告もあり[6]，コンプライアンスの観点から，内服できる方法を提案するほうが，内服できない方法を強要するよりも効果的であろう。

☞ **シックデイやヨード造影剤使用時の中止，加齢に伴う変化などに注意する**

■ 発熱時，下痢など脱水の恐れがあるときには休薬する。ヨード造影剤使用前には投与を中止し（緊急検査時を除く），検査後48時間は投与を再開しない。強い倦怠感，吐き気，下痢，筋肉痛などの症状が起きたらいったん使用を中止し，主治医に知らせるよう指導する[2]。 ➡ 5章Q8

■ 造影剤使用時のメトホルミンの休薬については，欧米にならって腎機能が正常の場合は中止しなくてもよいのではないかとの意見も出てきており，今後緩和されるかもしれない。

■ 当たり前のことだが，毎年，歳を取っていくので加齢による経年的変化，特に腎機能の低下に注意する。

4 実際の使用症例

症例① 77歳男性，BMI 24.8（後期高齢者でのメトホルミン著効例）

1 62歳時に2型糖尿病と診断された。162cm，65kg，BMI 24.8にて1,400kcalの食事療法およびボグリボース0.9mg，シタグリプチン50mg，グリメピリド0.5mg，メトホルミン750mgで随時血糖163mg/dL，HbA1c 6.6%で経過観察されていた。頸椎後縦靭帯骨化症の手術を勧められていたが拒否しており，長男同伴のもと杖歩行か車椅子で来院していた。

↓

2 その後HbA1c 6.2%となり，また77歳と高齢のためメトホルミンを750mg/日から250mg/日に減量した。このときの腎機能はCr 0.96mg/dL（eGFR 58.31）であった。

↓

3 2カ月後，随時血糖288mg/dL，HbA1c 8.4%と悪化したためメトホルミン250mg/日を中止，グリメピリドを0.5mg/日から1mg/日へ増量したが，さらに2カ月後には随時血糖372mg/dL，HbA1c 10.6%と悪化したことからグリメピリドを1mg/日から2mg/日へ増量した。

↓

4 1カ月後，随時血糖359mg/dL，HbA1c 11.1%とさらに悪化したため，メトホルミン750mg/日を再開した[※]ところ，1カ月後には随時血糖163mg/dL，HbA1c 9.4%と改善傾向を示したため，メトホルミン750mg/日は継続してグリメピリドを2mg/日から0.5mg/日へ減量した。

↓

5 その後は2カ月間隔で随時血糖237mg/dL，HbA1c 8.3%，随時血糖206mg/dL，HbA1c 7.2%，随時血糖209mg/dL，HbA1c 7.0%と改善中である。

※当時, 高齢者への継続投与が懸念されていたが, メトホルミンがこの方の血糖コントロールに非常に効果的と
考えられること, 仮にインスリンを導入することになればQOLの損失, 低血糖のリスクや医療費, 家族の負担
が増加すると想像できたため, 本人および介護をしている長男とよく協議した上で総合的にメトホルミンの継
続がよいと判断し再開した。

症例②　55歳女性, BMI 20.9（メトホルミンによる消化器症状に苦慮した例）

1 54歳時に不正性器出血を認め, 複雑型異型内膜増殖症と診断された。手術目的で当院産婦人科
を受診した際に, 血糖311mg/dL, HbA1c 10.2％のため当科に紹介となり血糖コントロール
および糖尿病教育目的で入院となった。

↓

2 インスリン強化療法で血糖コントロールを行いつつ諸検査を進めていった。診断は2型糖尿病
で細小血管合併症は認めなかった。手術までインスリンで治療することも提案したが, 内服薬で
の治療を希望されたためインスリン（R14 R4 R12 N8）からメトホルミン750mg 分3, ボグリ
ボース0.9mg 分3に切り替えた。

↓

3 翌日にお腹が張る感じがあったがまもなく消失したため, メトホルミンを1,500mg 分3に増量
した。

↓

4 翌日, 軟便・下痢があり嘔吐を1回認めたため休薬を検討したが, 本人と相談してしばらく経過
をみることにした。食後高血糖のためボグリボースはグルベス®配合錠 分3に変更した。

↓

5 翌日, 下痢はおさまったが腹痛と悪心があり, 食事摂取も7割程度に減った。ランソプラゾール
15mgを処方したところ腹痛と悪心は消失し, 3日後に退院した。

↓

6 その後, 手術のため婦人科に入院。周術期のため内服薬（メトホルミン, グルベス®配合錠）は中
止し, インスリンで血糖コントロールを行った。退院して内服薬に切り替えたところ悪心, 嘔吐
を認め, しばらく経過をみていたが症状が改善しないため, 退院4日後に当科に受診された。

↓

7 双方の内服薬を一時中止し, 症状が消失したところでメトホルミンは中止のままグルベス®配
合錠のみ再開するよう指示した。その後, 消化器症状はまったくみられずランソプラゾールも必
要なくなった。

文 献

1）日本糖尿病学会, 編：糖尿病専門医研修ガイドブック 改訂第7版. 診断と治療社, 2017.
2）日本糖尿病学会, 編：糖尿病治療ガイド2018−2019. 文光堂, 2018.
3）American Diabetes Association：Diabetes Care. 2018；41(Suppl 1).
4）日本糖尿病学会, 編：糖尿病診療ガイドライン2016. 南江堂, 2016.
5）日本老年医学会, 他編：高齢者糖尿病診療ガイドライン2017. 南江堂, 2017.
6）Hashimoto Y, et al：Endocrine. 2016；52(2)：271−6.

（矢島　賢）

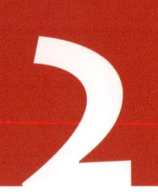

チアゾリジン薬
──ピオグリタゾン

1　適格例と不適格例を知ろう

◎ 適格例

1 生活習慣を改善させる意欲のある肥満症例

2 NASH合併2型糖尿病（NASH：非アルコール性脂肪肝炎）

☒ 不適格例

1 インスリン分泌不全が主体の症例

2 膀胱癌の既往を有する症例

3 心不全の既往を有する症例

4 高度腎機能障害例（eGFR 30未満）

5 妊娠中および授乳中

✓ 副作用および注意点

1 心不全について：体重増加がある場合，浮腫か心不全かを考える必要がある。浮腫がある場合，息切れなどの症状の有無を確認し，心電図，胸部X線写真，NT-proBNPで心不全を確認する。心拡大，肺うっ血が存在あるいはNT-proBNP 400pg/mL以上なら循環器専門医のいる医療機関に紹介する。

2 重篤な肝障害（脂肪肝の場合を除く）：使用開始した当初は1〜2カ月ごとに肝機能検査を行う。倦怠感，食欲低下，身体が黄色くなった，尿が赤くなったなどの肝障害を疑わせるような自覚症状が出た場合，すぐに連絡するように説明しておく。

3 体重の増加：ピオグリタゾン使用時に食事療法がきちんとされていないと肥満が悪化するため，食事療法（特に塩分制限），運動療法の遵守・徹底が必要である。たとえば，不自然な体重増加（2カ月で2kg以上の体重増加）などがあった場合，食事・運動の見直しを行い，その後も体重増加が続くのであればいったん中止する必要がある。

チアゾリジン薬の種類

一般名	商品名	血中半減期 （hr）	主な 排泄経路	作用時間 （hr）	剤形 （含有量:mg）	用量 （mg）	薬価 （円）
ピオグリタゾン	アクトス®	未変化体:5.4 活性代謝物 :23.8〜25.0	胆汁 （60%以上） 尿 （15〜30%）	>24[*1]	15, 30	15〜45[*2]	15:62.8 30:117

＊1：99%以上が血中蛋白質と結合し，CYP450により代謝されるため
＊2：後述の通り，さらに少量からの開始が望ましい
わが国で唯一使用可能なチアゾリジン薬は，ピオグリタゾン（アクトス®）である

2 作用機序の概略

■ チアゾリジン薬は脂肪細胞の分化を促して，インスリン抵抗性を改善させる（**図1**）[1, 2]。

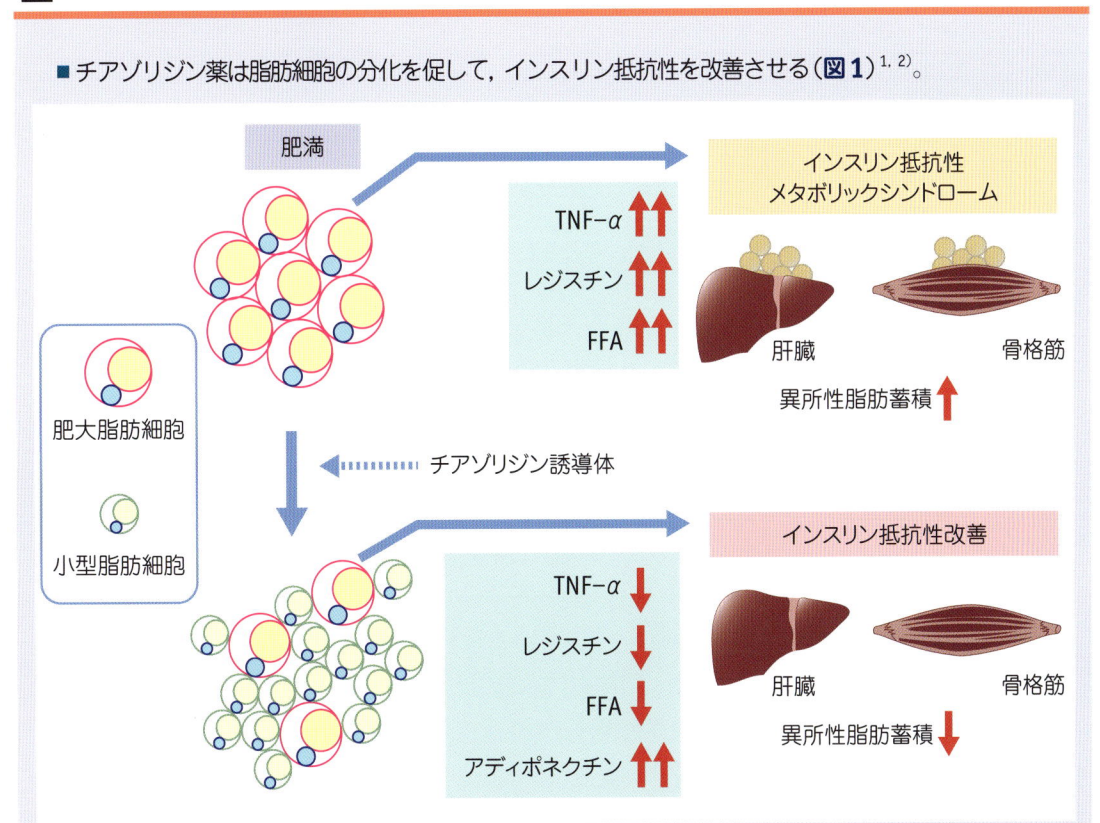

図1 チアゾリジン誘導体によるインスリン抵抗性改善のメカニズム （文献1，2より改変）

■ 核内受容体であるPPARγを活性化し，脂肪細胞を分化促進して小型脂肪細胞を増加させる。その結果，肥満者で減少していたインスリン感受性因子のアディポネクチン（善玉）を正常化させ，亢進していたインスリン抵抗性を惹起するTNF-α，レジスチン（悪玉）の発現を抑制し，インスリン抵抗性を改善させる。

■ 一方で，高脂肪食，運動不足によるエネルギー過剰が是正されないままチアゾリジン薬が投与されると，増加した小型脂肪細胞が肥大化するため体重増加が生じると考えられる。

3 チアゾリジン薬を使用するコツ

- インスリン抵抗性が高血糖の要因として大きいことを確認した場合（**表1**），ピオグリタゾンの投与を検討する。α-GI，メトホルミンと同様に，ピオグリタゾンはインスリン分泌作用がないので，単独投与では低血糖の可能性が低いことは大きなメリットである。チアゾリジン薬とビグアナイド薬の相違を**表2**[3]にまとめた。

表1 インスリン抵抗性が考えられる場合

① BMI＞23
② 空腹時インスリン値が 15 μU/mL 以上
③ HOMA-IR＞2.5
（HOMA-IR＝空腹時血糖値×空腹時インスリン値／405）

表2 チアゾリジン薬とビグアナイド薬の相違

	チアゾリジン薬	ビグアナイド薬
標的分子	PPARγ（脂肪，筋）	AMPK（肝，筋）
作用機序	末梢での糖利用促進	肝臓での糖新生抑制
低血糖	起こしにくい	起こしにくい
血糖低下	主に食後血糖を低下させる	主に空腹時血糖を低下させる
体重	増加傾向	増加抑制
注意点	・女性に投与する場合は，浮腫や骨折のリスクに注意が必要 ・心不全（既往を含む）患者には禁忌 ・膀胱癌治療中の患者は避ける	・肝機能障害，脱水などの腎機能障害，高齢者では乳酸アシドーシスに注意が必要 ・ヨード造影剤を用いる検査前後では休薬を検討する ・胃腸障害の副作用がある

（文献 3 をもとに作成）

- PROactive 試験[4]では，大血管障害を有する2型糖尿病患者で，1次エンドポイントでは有意差を認めなかった。2次エンドポイントでは，総死亡＋非致死性心筋梗塞＋脳卒中を3年で16％減少させており，心血管イベント発症の抑制効果を併せ持つことが示された。また，心不全による入院はプラセボ群4.1％に対し，ピオグリタゾン群で5.7％と有意に増加したが，心不全による死亡率に差は認めなかった。

- PROactive 試験のサブ解析では，脳卒中の既往を有する患者では，致死性または非致死性脳卒中についてはプラセボ群10.2％に対し，ピオグリタゾン群で5.6％と有意に低下した。一方で，脳卒中の既往のない患者では，初回脳卒中に対するピオグリタゾンの効果は認められなかった。

- IRIS 試験[5]では，糖尿病未発症だがインスリン抵抗性を認め，虚血性脳卒中または一過性脳虚血発作（TIA）を発症した患者を対象として，ピオグリタゾンの再発予防効果を検討した。脳卒中または心筋梗塞リスクはプラセボ群11.8％に対し，ピオグリタゾン群では9.0％と，有意に減少することが示された。また糖尿病発症リスクについても，プラセボ群7.7％に対し，ピオグリタゾン群では3.8％と有意に減少することが示された。

- NASHに対するピオグリタゾンの有効性は，インスリン抵抗性を有するモデル動物や2型糖尿病[6]では顕著である。一方，糖尿病を合併していないNASH患者に対する有効性は明確ではない。

- 膀胱癌リスクについては，ピオグリタゾンを長期間内服すると男性で膀胱癌の発症率がわずかに上昇する可能性が指摘された。他の報告では有意差が出ていないものも多いが，添付文書では膀胱癌治療中の患者には投与を避けることが記載されている。そのため実臨床では，膀胱癌治療中および既往を有する患者には，ピオグリタゾンの投与は避けるべきと考えられる。➡5章Q5

- チアゾリジン薬は，肥満がある（＝脂肪細胞が多い），女性でより感受性が高いことが知られている。女性では骨折のリスクは用量依存性の可能性があり，できるだけ少量からの開始が望ましい。浮腫も用量が多くなると起きやすい。

- そのため用法・用量では，15～30mgを1日1回とされているが，男性では7.5～15mg，女性では3.75～7.5mg程度で使用するのが比較的安全と思われる。

- ピオグリタゾンの効果発現は比較的ゆっくりであり，開始1週間以内から効果を発現するが，最大効果発現には3～4週間程度かかる。長期にわたりHbA1c改善効果が維持されることが示されている[7]。

- 比較的高用量を使用時に急に中止すると，インスリン抵抗性の急激な増大により血糖コントロールが大幅に悪化することがある。中止する場合は時間をかけて漸減する。

- なお，ピオグリタゾンを中心とした配合薬がある。メトホルミンとの配合薬（メタクト®），グリメピリドとの配合薬（ソニアス®），アログリプチンとの配合薬（リオベル®）があり，それぞれ低用量（LD）と高用量（HD）があるので，成分の用量を確認して使用する必要がある。

4 実際の使用症例

症例① 76歳男性（適格例）

1 糖尿病罹病歴5年。72歳よりグリメピリドを開始。徐々に増量して，現在ではグリメピリド3mgを内服している。メトホルミンは消化器症状が強く継続できなかった。独居で，食事は宅配食を使っている。

↓

2 BMI 27.2，HbA1c 9.2%，eGFR 38mL/分/1.73m^2，空腹時IRI 10μU/mL，空腹時血糖192mg/dL，抗GAD抗体陰性，腹部エコーで脂肪肝あり。

↓

3 本人から「インスリンやGLP-1受容体作動薬などの注射薬は待ってほしい」という強い希望あり。肥満があることから，インスリン分泌不全ではなくインスリン抵抗性が主体であり，グリメ

ピリドをこれ以上増量しても血糖コントロールの改善は難しいと考えられた。内因性インスリン分泌能は保たれていると考え，ピオグリタゾン7.5mgを開始。

⬇

4 2カ月後，HbA1c 8.3%，4カ月後にHbA1c 7.2%と血糖コントロールは改善した。

症例② 62歳女性（不適格例）

1 糖尿病罹病歴10年。54歳時に閉経。当初は食事療法で経過観察されていたが，57歳より経口血糖降下薬を開始し，現在ではグリメピリド3mgとメトホルミン1,500mgを内服している。この2カ月で2kgの体重減少を認めた。

⬇

2 BMI 19.2，HbA1c 10.2%，eGFR 58mL/分/1.73m^2，空腹時 IRI 0.8μU/mL，空腹時血糖 180mg/dL，抗GAD抗体陰性。

⬇

3 内服薬の数を増やすことを拒否され，グリメピリド3mgを，グリメピリド3mgとピオグリタゾン30mgの合剤に切り替え，メトホルミンは継続した。

⬇

4 1カ月後の当科紹介初診時，著明な下腿浮腫，労作時息切れあり。体重が1カ月で5kg増加。HbA1c 12.2%，空腹時CPR 0.4ng/mL，空腹時血糖 220mg/dL。口渇と空腹感が増して，食事量と間食が増え，清涼飲料水を多飲し，スナック菓子を毎日食べていたとのこと。インスリン分泌低下が顕著であり，同日緊急入院とし，ピオグリタゾン漸減中止，グリメピリド減量，インスリン導入となった。

文献
1) Kubota N, et al:Mol Cell. 1999;4(4):597-609.
2) Kadowaki T, et al:J Clin Invest. 2006;116(7):1784-92.
3) 増田清美, 他：日臨. 2010;68(5):969-75.
4) Dormandy JA, et al:Lancet. 2005;366(9493):1279-89.
5) Kernan WN, et al:N Engl J Med. 2016;374(14):1321-31.
6) Belfort R, et al:N Engl J Med. 2006;355(22):2297-307.
7) Tan MH, et al:Diabetes Care. 2005;28(3):544-50.

（櫻田麻耶）

スルホニル尿素（SU）薬

1 適格例と不適格例を知ろう

◎ 適格例

1 インスリン分泌が低下している例
2 空腹時の血糖値が高い例

☒ 不適格例

1 腎機能障害が高度な例
2 低血糖を認知できないような高齢者
3 食事時間が不規則な例
4 食事療法が遵守できない例
5 高度肥満でインスリン抵抗性が強い例

✓ 副作用および注意点

1 SU薬の投与中は低血糖と体重増加の有無に注意を払うべきである。
2 低血糖は空腹時に起こりやすいので，食事の間隔が開いてしまったり，摂食量が少ないときは注意を促すようにする。
3 普段より活動量が多いときも注意が必要で，不要な低血糖を起こさないよう予防についても指導を行う。
4 さらに，シックデイには休薬または減薬するようあらかじめ説明する。
5 高齢者の場合，低血糖症状に気づきにくく，低血糖が遷延する場合があるので，糖質摂取後も慎重に観察する。
6 ただし，低血糖を強調しすぎるとその不安から余計な間食をしてしまい，かえってコントロールが悪化する場合があるので，患者個人に適した指導も必要である。
7 SU薬は腎排泄性なので腎機能が低下している例では，重症度やコントロール状況に応じて減薬調節を行うか，他の薬剤またはインスリンへ切り替える。

スルホニル尿素 (SU) 薬の種類

一般名	商品名	血中半減期（hr）	主な排泄経路	作用時間（hr）	剤形（含有量:mg）	1日の使用量（mg）	薬価（円）	スルホニルウレア結合	ベンズアミド結合
グリベンクラミド	オイグルコン®ダオニール®	2.7	胆汁腎	12〜24	1.25, 2.5	0.625〜7.5	1.25:7.6 2.5:13.7	○	○
グリクラジド	グリミクロン®HAグリミクロン®	12.3	腎	6〜12	20, 40	10〜120	20:15.2 40:26.5	○	×
グリメピリド	アマリール®	1.5	胆汁腎	6〜12	0.5, 1, 3	0.5〜4	0.5:11.3 1:19.2 3:44.8	○	○

2 作用機序の概略

- 膵β細胞に直接作用し，インスリン分泌の増強を介して血糖を低下させる薬剤である。
- 通常，グルコースが膵β細胞内に取り込まれると解糖系とミトコンドリアで代謝され，この過程で生じたATPが細胞膜上のK_{ATP}チャネルを閉鎖する。これにより細胞膜の脱分極が起こり，膜電位が上昇，電位依存性Ca^{2+}チャネル（VDCC）が開口し，細胞内へCa^{2+}が流入する。細胞内Ca^{2+}濃度の上昇によりインスリン分泌顆粒の開口放出が引き起こされる（図1）。

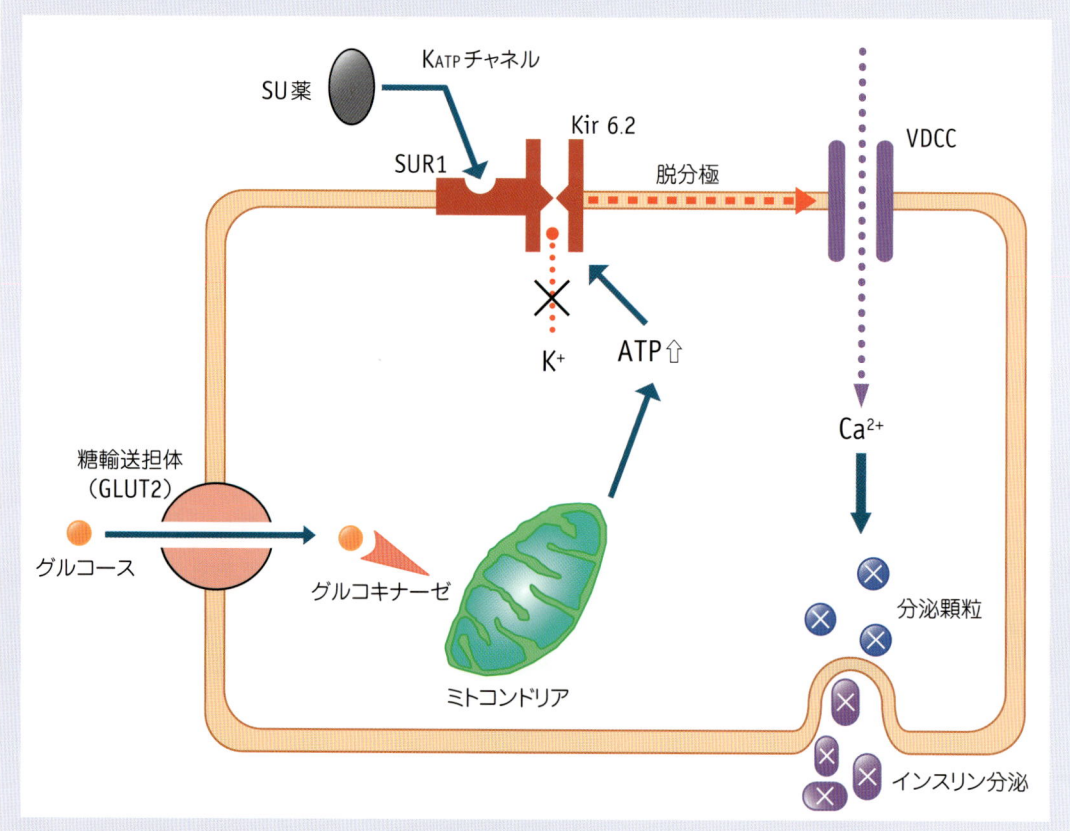

図1 膵β細胞におけるインスリン分泌機構（惹起経路）とSU受容体（SUR1）

- 一方, SU薬は膵β細胞内の糖代謝系を介さず, SU受容体 (SUR) への結合によりK_{ATP}チャネル活性を直接的に抑制することで, インスリンの分泌を促進させる。したがって, 細胞内糖代謝障害が生じている2型糖尿病膵β細胞においてもインスリン分泌増強作用が認められる。

- SURにはisoformが存在し, 膵β細胞にはSUR1が, 心筋や骨格筋にはSUR2Aが発現している。同じSU薬でもグリベンクラミドとグリメピリドはベンズアミド骨格を有しており (図2), 臨床的に用いられる濃度下でSUR2Aにも結合し, 心筋細胞膜上のK_{ATP}チャネルを閉じることが示されている[1]。

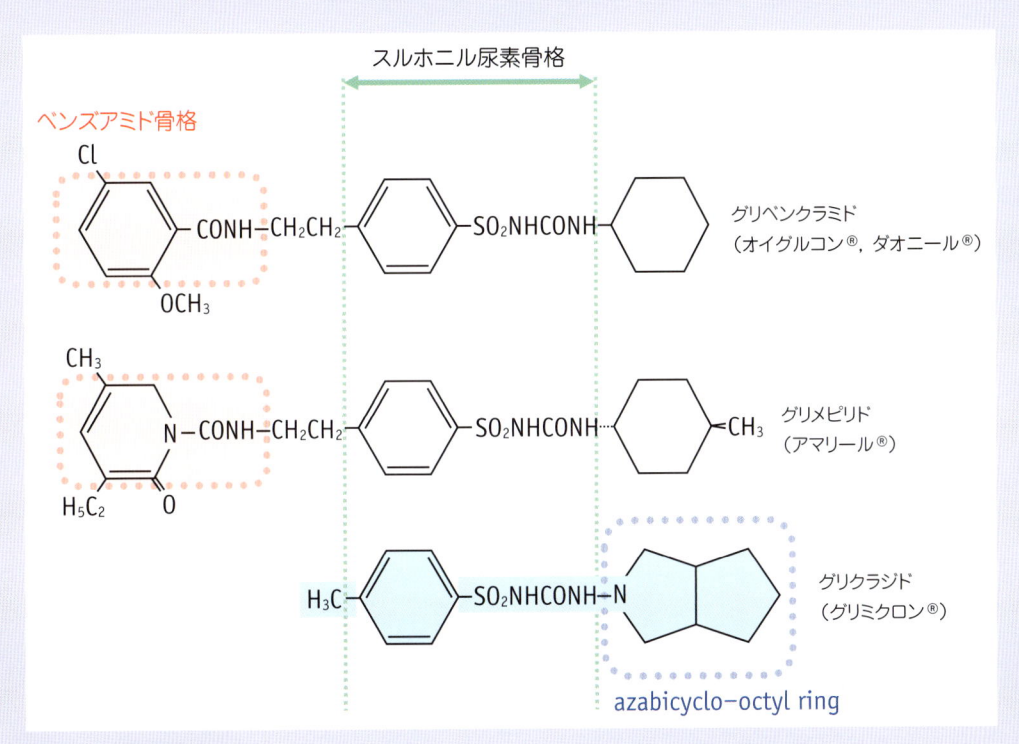

図2 SU薬の構造式

- さらに, グリベンクラミドは心筋梗塞など心筋細胞が虚血を受けた際, 壊死の広がりを抑えるなど生体にとって有利に働くischemic preconditioningという現象を, K_{ATP}チャネルを閉じることで解除してしまう可能性が報告されている[2]。

- 一方, グリクラジドは臨床的な濃度下でもSUR2Aには結合せず, 心筋のK_{ATP}チャネルを閉じないこと, さらには血小板凝集抑制作用や抗酸化作用を介して膵β細胞に対してむしろ保護的に作用する[3]といった効果を有していることが示されている。グリクラジドが持つ抗酸化作用の発現には, この薬剤の構造の中にアザビシクロオクチル環 (azabicyclo-octyl ring) があることが重要と考えられている。

3 スルホニル尿素(SU)薬を使用するコツ

- SU薬はわが国で50年以上にわたり使用され,細小血管症抑制のエビデンスもあるが,近年は血糖の変動を抑えて低血糖が少なく,体重増加をきたしにくい薬剤が主流となり,第一選択薬として使われることは少なくなっている。

- しかし血糖降下作用は強いので,インスリン分泌不全を生じやすい日本人2型糖尿病には有効な例も多く,この薬剤の特性を理解して適切な症例へ投与することが重要である。

- 2008年に発表されたADA/EASDコンセンサスによる2型糖尿病治療アルゴリズムでは,薬剤選択のステップ2にSU薬が入っているが,その注釈にグリベンクラミドは除くと記されている。すなわち,グリベンクラミドはもう使用すべきでないSU薬と位置づけられたのである[4]。これは,グリクラジドに比べて低血糖や心血管疾患の発生頻度が有意に高い等と報告されたためであり,実際,グリベンクラミドを新規に処方することはほとんどなくなったと言っても過言ではない。

- 一方,グリメピリドとグリクラジドの使用頻度は依然高いが,作用時間の長いSU薬は膵β細胞の疲弊を助長する恐れもあり,血糖をコントロールしうる必要最小量での加療が重要である。通常,グリメピリドは0.5mg,グリクラジドは20mgの低用量から開始し,効果が不十分な場合には低血糖がないことを確認しながら増量を行う。ただし,効果があまり得られない場合,さらに増量しても多くは改善しないため,他の経口薬の併用,あるいはインスリン治療への切り替えを検討すべきである。

- また,腎機能障害が重篤な場合は中止とし,中等度の場合は減量や中止を考慮する。

4 実際の使用症例

症例① 60代女性,主婦,BMI 21(上乗せ例)

1 5年ぶりの健診で空腹時血糖187mg/dL,HbA1c 8.9%を指摘される。

↓

2 食事は規則的だったが間食が多く,運動量は少なかった。父方家系に糖尿病を認めたが,既往歴に特記事項はなく,糖尿病性合併症も認めなかった。

↓

3 食事・運動療法の指導とともにDPP-4阻害薬で治療を開始。半年間でHbA1c 7.4%まで低下したが,それ以上は改善せず,空腹時血糖も140mg/dL前後と高値が持続した。

↓

4 空腹時血中Cペプチドを測定したところ,0.6ng/mLと低値を示しており,第二選択薬としてグリミクロン®HA 20mg朝1回の上乗せを行った。

5 2カ月後，空腹時血糖112mg/dL，HbA1c 6.5％まで改善し，以後も6％台前半を維持している。

↓

6 低血糖を疑わせる症状や体重増加もなく，処方を継続している。

症例② 70代前半，男性，無職，BMI 24（減薬例）

1 20年来の糖尿病で，経口薬治療を受けている。ここ2～3年はグリメピリド1.0mg，ジャヌビア®50mg，ボグリボース0.9mgを内服し，HbA1c 6.5～7.0％で経過していた。

↓

2 腰部脊柱管狭窄症のためほとんど運動をしていなかったが，手術を受けたところ痛みが軽減し，少しずつ散歩ができるようになった。

↓

3 活動量の増加に伴いコントロールは改善し，HbA1cが6.0％前後へ低下した。

↓

4 低血糖を訴えることはなかったが，「高齢者糖尿病の血糖コントロール目標」を参照し，グリメピリドを1.0mgから0.5mgへ減量した。

↓

5 その後，HbA1c 6.5％前後となったが，さらに運動量が増える可能性もあり，処方は変更せず経過をみることにした。

文 献

1） Gribble FM, et al：Diabetes. 1998；47(9)：1412-8.
2） Lee TM, et al：Circulation. 2002；105(3)：334-40.
3） Kimoto K, et al：Biochem Biophys Res Commun. 2003；303(1)：112-9.
4） Nathan DM, et al：Diabetes Care. 2009；32(1)：193-203.

（吉元勝彦）

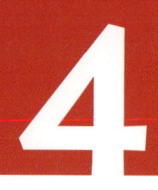

速効型インスリン分泌促進薬 ──グリニド薬

1 適格例と不適格例を知ろう

◎ 適格例

1 食後高血糖が顕著な症例

2 腎機能障害がありながらインスリン導入が困難な症例（レパグリニド）

⊠ 不適格例

1 血糖コントロールが不良な症例（HbA1c 9％以上など）における初期治療

2 SU薬使用例からの切り替え，あるいはSU薬使用例への上乗せ

3 食事や服薬のアドヒアランスが不良な症例

4 患者自身で著しい糖質制限を行っている症例

5 活動度が低下しており，サルコペニアが懸念されるような後期高齢者

✓ 副作用および注意点

1 食直後に低血糖を生じる可能性があり，シックデイは休薬するようあらかじめ説明する。

2 同様に，食事摂取量が少ないと予想される場合も休薬するべきである。

3 患者自身で著しい糖質制限を行っている場合には食後低血糖をきたすことがあり，注意喚起が必要である。

4 薬価は比較的高価であるが，安価な後発品も選択しうる。

グリニド薬の種類

一般名	商品名	血中半減期（hr）	主な排泄経路	作用時間（hr）	剤形（含有量：mg）	用量（mg）	薬価（円）
ナテグリニド	スターシス®ファスティック®	0.8	胆汁（60％）尿（40％）	3	30，90	90〜270	30：17.4 90：43.5
ミチグリニド	グルファスト®	1.2	尿（93％）	3	5，10	15〜30	5：30.8 10：54.3
レパグリニド	シュアポスト®	0.8	胆汁（95％）	4	0.25，0.5	0.75〜1.5	0.25：33.4 0.5：59.5

グリニド薬の含まれる合剤：グルベス®配合錠（ミチグリニド10mg・ボグリボース0.2mg合剤），薬価51.4円
ナテグリニド，ミチグリニドについては安価な後発品が処方可能

2 作用機序の概略

- インスリン分泌促進薬は，SU薬およびグリニド薬のいずれも膵のSU受容体（SUR1）に結合し，ATP依存性Kチャネル（K_{ATP}）を閉鎖することにより，膜脱分極を引き起こし，それに引き続いて細胞内へのCa^{2+}流入が生じる。細胞内に流入したCa^{2+}は膵β細胞内のインスリン顆粒の開口分泌を引き起こす。

- SU薬が長時間作用するのに比べて，グリニド薬は作用時間が短いのが特徴である。SU薬は空腹時血糖を低下させる作用が顕著であり，HbA1c下降効果が大きい反面，空腹時や食間の低血糖を惹起するリスクがある。一方，グリニド薬はHbA1c下降効果は比較的弱いが，血糖を平坦化させる効果が大きく，低血糖のリスクが比較的少ないことが利点である。

- なお，SU薬とグリニド薬は作用部位がいずれもSUR1であることから，両者の併用はまったく意味がない。また，SU薬からグリニド薬へ切り替えた場合，HbA1cは悪化する場合が多いのも，両者の作用機序から理解しやすい。

- SURはSUR1，SUR2A，およびSUR2Bの3つのサブタイプが知られており，それぞれ，膵β細胞，心筋細胞，および平滑筋細胞に特異的に発現している。さらに近年，SUR1への結合については，A-site（SU基）とB-site（ベンズアミド基）が存在し，ナテグリニド，ミチグリニドはA-siteに，レパグリニドはB-siteにそれぞれ結合し，作用を発揮することが明らかとなってきた（図1）[1]。このことが，後述するように，ナテグリニド，ミチグリニドとレパグリニドの臨床効果の差異に関与している。

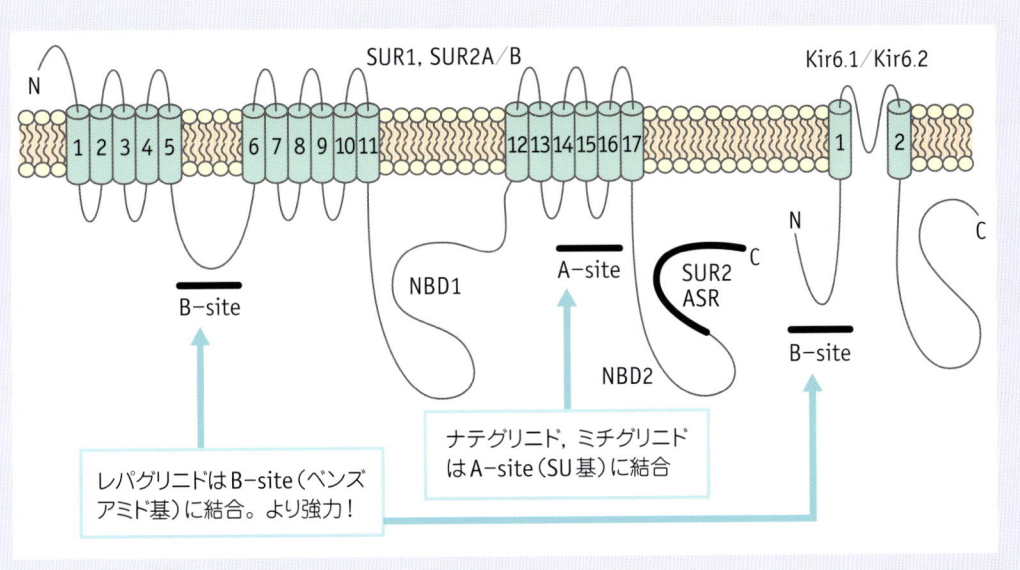

図1　グリニド薬のSU受容体（SUR1）結合部位　　（文献1より改変）

3 グリニド薬を使用するコツ

- グリニド薬の有効性を示すエビデンスが乏しいため，NICEおよびADA/EASDなど海外の糖尿病治療ガイドラインでは，グリニド薬は取り上げられておらず，その評価は低いのが現状である。

- 各食前服用となっていることも，服薬アドヒアランスの面から不利であると一般的に考えられている。しかし，本薬剤は空腹時低血糖リスクが少ない点で安全性に優れ，食後血糖を下げることで血糖変動を抑制することから，再評価の余地はあると思われる。

- さらに，デンマークからの報告によれば，2型糖尿病患者の9年間の心血管イベント出現率，死亡率について，レパグリニド単剤は他のインスリン分泌促進薬に比し，一次予防でも二次予防でも心血管リスクが低く，頻用されているSU薬のグリメピリドよりも有利であった（**図2**）[2]。

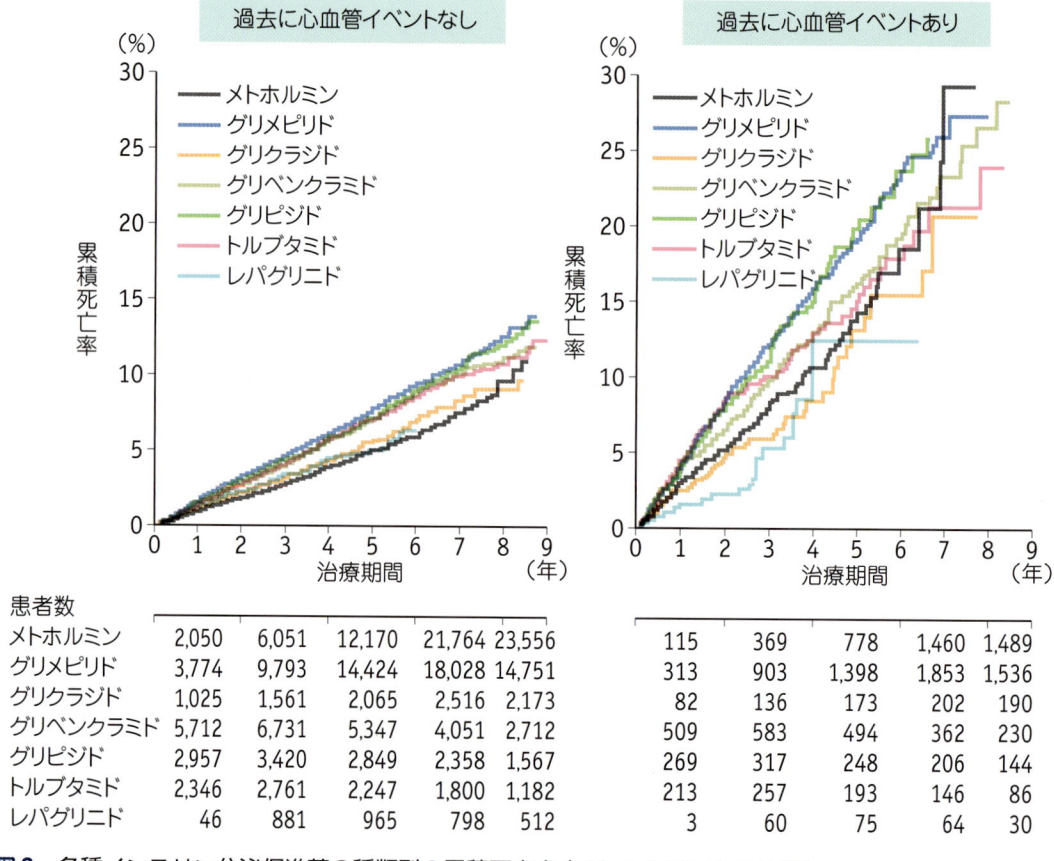

図2 各種インスリン分泌促進薬の種類別の累積死亡率（メトホルミンとの比較）　（文献2より改変）

患者数										
メトホルミン	2,050	6,051	12,170	21,764	23,556	115	369	778	1,460	1,489
グリメピリド	3,774	9,793	14,424	18,028	14,751	313	903	1,398	1,853	1,536
グリクラジド	1,025	1,561	2,065	2,516	2,173	82	136	173	202	190
グリベンクラミド	5,712	6,731	5,347	4,051	2,712	509	583	494	362	230
グリピジド	2,957	3,420	2,849	2,358	1,567	269	317	248	206	144
トルブタミド	2,346	2,761	2,247	1,800	1,182	213	257	193	146	86
レパグリニド	46	881	965	798	512	3	60	75	64	30

- 薬価が比較的高めであることは患者に説明しておく必要がある。
- 各食前服用は，食事時間が不規則な若年層から働き盛りの中高年では一般的に遵守困難なことが多い。しかし，定年退職後あるいは再就職後で，無理のないペースで3食を規

則正しく摂取できる高齢者では，本薬剤の薬効への理解が得られた場合，服薬アドヒアランスはかえって良好となることが多い。

■ 血糖降下作用の緩やかなほうから，ミチグリニド15mg＜ミチグリニド30mg（＝）レパグリニド0.75mg＜レパグリニド1.5mgの順となるので，HbA1c値に応じて使い分けるのがコツである。

■ ナテグリニド270mgはミチグリニド15gと同等の感覚で使用できるが，用量設定が行いにくいきらいがある。

■ α–グルコシダーゼ阻害薬の禁忌がない例では，ミチグリニド30mgからのステップアップとして，ミチグリニド10mg・ボグリボース0.2mg合剤のグルベス®配合錠も有用な選択肢となる。

■ HbA1c＞9％の症例では，空腹時血糖も高値となっていることが多く，本薬剤による単剤での使用開始は必ずしも有効ではない。

■ 患者自身で著しい糖質制限を行っている場合も，食後の低血糖リスクが懸念されるため，本薬剤は適さない。

■ また，SU薬とグリニド薬に共通した問題点であるが，K_{ATP}/SURは骨格筋にも存在し，K_{ATP}チャネル遮断薬である本薬剤は，筋萎縮をきたす可能性が指摘されている[3]。この点でいまだ十分なコンセンサスが得られていないが，サルコペニアが懸念されるような活動性の低下した高齢者では本薬剤の投与を避けることが好ましい。

4 実際の使用症例

症例① 50代男性，会社員，BMI 23

1 虫垂切除術の既往がある。腎症1期。網膜症，神経障害はない。

↓

2 初診時HbA1c 8.7％。ジャヌビア®50mg朝1回を開始し，3カ月後に7.8％まで改善。

↓

3 食事療法は遵守できており，3食摂取し，野菜も多く摂れている。

↓

4 さらにメトグルコ®750mg 分3を上乗せし，3カ月後にはHbA1c 7.2％まで改善したが，来院時随時血糖では朝食後の血糖として190～250mg/dLを示し，食後高血糖の存在が示唆された。

↓

5 虚血性心疾患や脳梗塞の既往はないが，頸動脈超音波検査では2.1mmのプラークを認め，兄に心筋梗塞の既往があった。動脈硬化の進展を抑制するため食後高血糖の是正が期待されるが，グルコバイ®服用で下痢となり断念した。

↓

6 グルファスト®15mgから上乗せ開始し，30mgまで増量。HbA1c 7%未満まで改善したが，朝食後血糖180～230mg/dLといまだ高値であった。

↓

7 グルファスト®30mgからシュアポスト®1.5mgに切り替え，HbA1c 6.5%前後まで改善。朝食後血糖は120～180mg/dLまで改善した。

↓

8 シュアポスト®に切り替え後，昼食のタイミングが遅れた際に冷や汗，動悸を経験したことがあるが，それ以降，低血糖症状はない。

↓

9 以前は外出時に内服をよく忘れたが，外出時のカバンに薬剤を入れて持ち歩くようにしたところ，ほとんど内服を忘れなくなった。「3回の内服を守れているほうが，HbA1cの成績も良い気がする」とのこと。

症例② 60代後半，男性，左官業，BMI 20

1 45歳時に糖尿病を指摘されたが，仕事が忙しくたびたび通院を中断していた。

↓

2 50歳時，増殖前網膜症で光凝固術を施行。アキレス腱反射は消失しているが，知覚異常はない。

↓

3 55歳頃から尿蛋白が出現するようになり，60代前半から腎機能が悪化，それとともに体重も徐々に減少し，BMI 24から20まで低下。

↓

4 X年4月，トラゼンタ®5mg朝1回の服用下でHbA1c 8.0%，血清クレアチニン2.1mg/dL（eGFR 25.7mL/分/1.73m²）であった。腎機能も低下しておりインスリン導入を勧めるが，低血糖を恐れてなかなか同意が得られない。

↓

5 3食摂取の習慣はあり，シュアポスト®0.75mg 分3を上乗せする提案を了承。7月にはHbA1c 7.3%と改善し，以後7%前半で推移している。

文 献

1) Abdelmoneim AS, et al：Diabetes Obes Metab. 2012；14(2)：130-8.
2) Schramm TK, et al：Eur Heart J. 2011；32(15)：1900-8.
3) Cetrone M, et al：Curr Diabetes Rev. 2014；10(4)：231-7.

（辻野元祥）

DPP-4阻害薬

1 適格例と不適格例を知ろう

◎ 適格例

1 基本的に適応となる患者の幅は広い（年齢・ステージを問わず使用可能）

2 食後高血糖が主体の初期症例

3 非肥満症例

4 病歴が短い膵β細胞機能保持例

5 低血糖を避けたい高齢者

6 不規則就労者，服薬遵守困難例（特にweekly製剤が有用）

☒ 不適格例

1 長期治療によるインスリン分泌能低下例

2 高度肥満例（効果減弱あり）

3 SU薬・インスリン高用量投与例（低血糖の恐れあり）

✓ 副作用および注意点

1 SU薬やインスリン製剤との併用で重症低血糖を起こす可能性がある（「インクレチンの適正使用に関する委員会」によるrecommendation参照）[1]（単独では起こしにくい）。

2 一部DPP-4阻害薬の投与により心不全入院増加の報告がある〔FDA（米国食品医薬品局）からの注意喚起あり〕。

3 因果関係が否定できない腸閉塞・間質性肺炎・水疱性類天疱瘡の報告がある。

4 免疫系に影響を与える可能性があり，上気道感染リスクが高いとする報告がある。

5 一部DPP-4阻害薬では腎機能に応じた用量調節が必要である。

6 ビルダグリプチンは重度肝障害で，トレラグリプチンは重度腎障害（透析含む）で使用禁忌である。

表1 DPP-4阻害薬の種類（投与回数，腎機能に応じた用量調節の要否による分類）

投与回数	1回/日					2回/日		1回/週	
用量調節	必要〈腎機能低下例に対し用量調節〉			不要		必要	必要	必要	必要
一般名	シタグリプチン	アログリプチン	サキサグリプチン	テネリグリプチン	リナグリプチン	ビルダグリプチン	アナグリプチン	トレラグリプチン	オマリグリプチン
商品名	ジャヌビア®グラクティブ®	ネシーナ®	オングリザ®	テネリア®	トラゼンタ®	エクア®	スイニー®	ザファテック®	マリゼブ®
尿中排泄率（%）	87	72	16	22	5	85	73	74	85
1日用量（mg）（常用量）	12.5～100（50）	6.25～25（25）	2.5～5（5）	20～40（20）	5	100	200～400（200）	50～100（100）	12.5～25（25）
HbA1c低下効果（投与前値との差）	−0.7	−0.77	−0.73	−0.8	−0.49	−0.92	−0.63	−0.45	−0.66
半減期（hr）	12	17	21	24.2	105	2.4	6	54.3	82.5

（各社インタビューフォームより作成）

表2 DPP-4阻害薬を含む配合薬（4製剤）　　　　　　　　　　　　　　（単位：mg）

	エクメット®		イニシンク®	リオベル®		カナリア®
	LD	HD		LD	HD	
ビルダグリプチン	50	50				
アログリプチン			25	25	25	
テネリグリプチン						20
メトホルミン	250	500	500			
ピオグリタゾン				15	30	
カナグリフロジン						100

2　作用機序の概略

- インクレチンは消化管ホルモンのひとつであり，十二指腸および近位（上部）小腸のK細胞から分泌されるGIPと遠位（下部）小腸から分泌されるGLP-1が同定されている。
- 食事刺激により分泌されたインクレチンは，膵臓のβ細胞膜上にある受容体に作用するとアデニル酸シクラーゼの活性化を介して細胞内cAMP濃度を上昇させることによりプロテインキナーゼA（PKA）やEpac2を活性化し，細胞内Ca^{2+}濃度を増加させ，インスリンの開口放出を促進している（図1）。
- しかし，インクレチンは腸管から血中に分泌されると速やかにDPP-4により分解される（GIP半減期は約5分，GLP-1は約2分）。実際，GLP-1は小腸〜門脈〜肝へ到達するまでに約半分が不活性化され，肝で代謝を受けてさらに失活し，体内では約1〜2割が使われるのみである。

■このDPP-4の働きを競合的に阻害し，血中インクレチン濃度を高めてインクレチン効果を増強するのがDPP-4阻害薬であるため，インクレチンエンハンサーと呼ばれている（**図2**）。

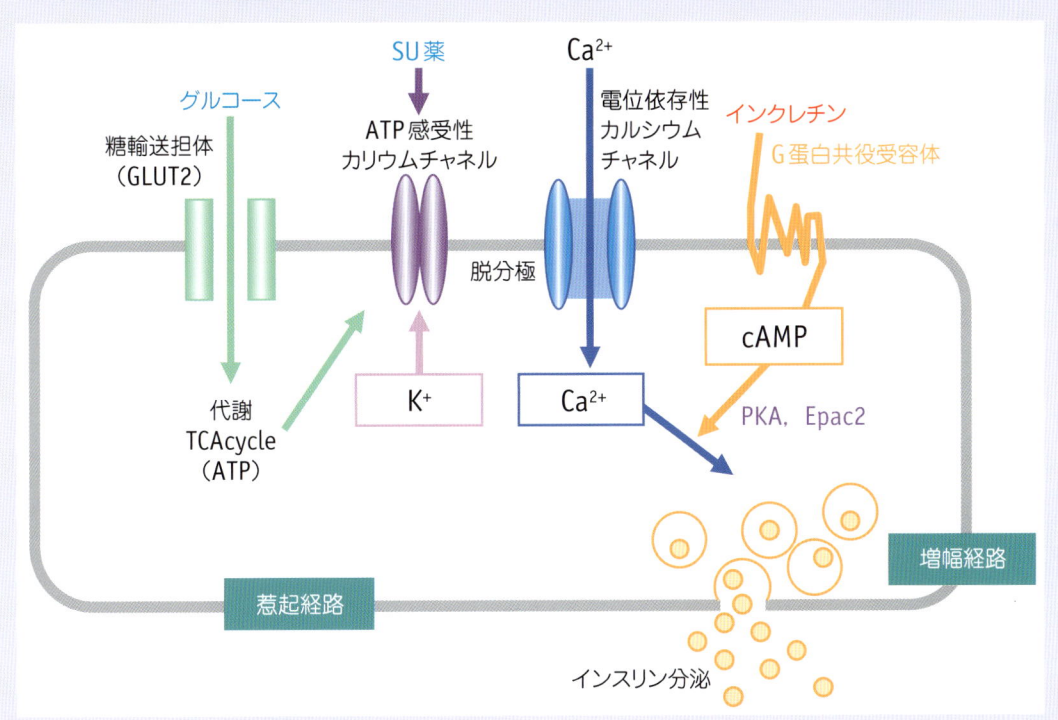

図1 インクレチンによるインスリン分泌の機序

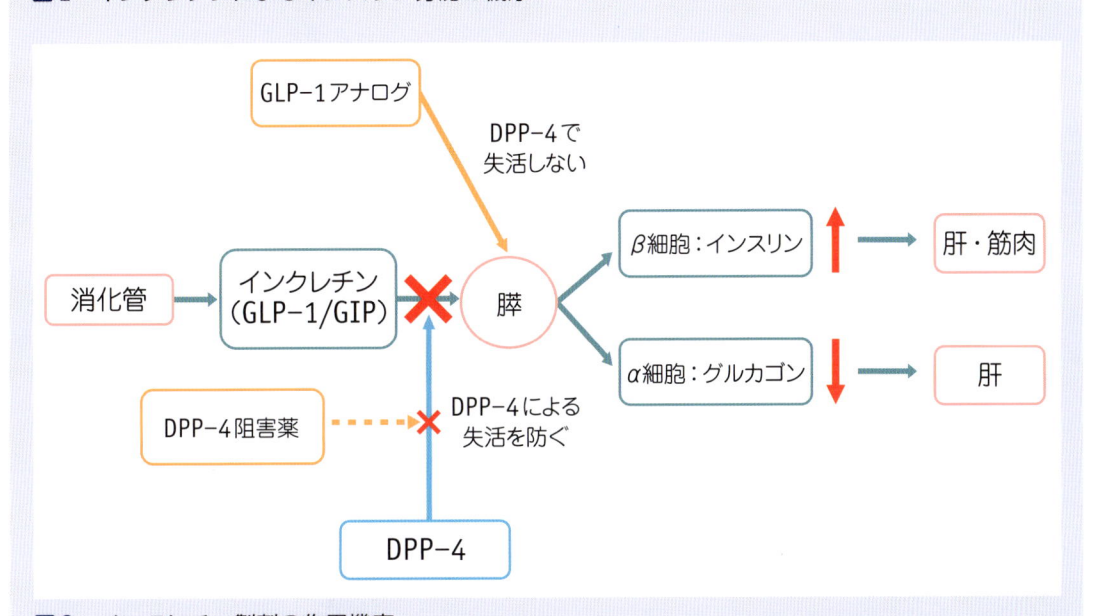

図2 インクレチン製剤の作用機序

■高血糖に伴う生理的なインスリン分泌である「惹起経路」に対し，インクレチンによるインスリン分泌は「増幅経路」と呼ばれ，血糖依存的であるためSU薬等と違い低血糖を起こしにくいが，本来の惹起経路がなければ効果が発揮されないため，DPP-4阻害薬の作用を引き出すには内因的にインスリン分泌能が十分保たれていることが重要である。

3　DPP-4阻害薬を活用するコツ

- DPP-4阻害薬は血糖依存的にインスリン分泌を促進するため低血糖のリスクが少なく，体重増加もきたしにくい。また，グルカゴン分泌抑制とともに膵外作用としての臓器保護も期待される。特に，日本人を含む東アジア人では奏効例が多いため，既にわが国の経口血糖降下薬服用シェアの約7割を占め，新規処方例の約半数に使用されている。

- しかし，病態が進行し膵β細胞が疲弊するほど，また肥満度が高くなるほど効果が落ちるという弱点もあるので，その効果を引き出すには次のようないくつかのポイントが考えられる。

①生活介入で活かす

- 肥満者，特に内臓脂肪蓄積例では血中のDPP-4濃度が高く，効果減弱の恐れがあるため，糖尿病治療の基本である「食事・運動療法の遵守」とそれに伴う「減量」が他剤に比してより重要となる。

- 食物繊維を多く摂取し，"ベジファースト"を徹底することで食後血糖のピークを遅らせる，夕食偏重を是正し血糖日内変動幅を小さくする，グルカゴン増加を抑える，動物性油脂を多く含む肉食からグルカゴン増加を抑える魚中心の献立に切り替える，などの工夫でDPP-4阻害薬の有効性が向上するとの報告がある[2]。

②使い分けで活かす

- 前述の通り，daily製剤とweekly製剤（**表1**）は特性により使い分けることで有効性，安全性，忍容性の向上が期待できる。

- DPP-4濃度が高い肥満例に対し有利なのは，ビルダグリプチン・アナグリプチンなど共有結合を有する薬剤（解離半減期が約55分と長い）で，不利なのはシタグリプチン・アログリプチンなど，水素結合を主とする薬剤（解離半減期が約1分と短い）である。しかし，前2剤は1日2回服用であるため，服薬遵守には注意が必要である。

- 高齢者，腎機能低下例では，リナグリプチン・テネリグリプチン等，腎機能に応じた用量調整が不要な薬剤が使いやすいが，シタグリプチンのように設定量の幅が広い薬剤も用量調整と経済的側面から重宝される場面が多い。

- weekly製剤は初期治療例（ハードルを下げる）や不規則就労者，アドヒアランス不良例（飲み忘れが減る），虚弱高齢者（介助が必要）などに向いているが，ポリファーマシーで1剤でも減らしたい糖尿病患者は現実的に多く，daily製剤からの切り替えでQOLが上がるケースもある。

- 肥満例においてはビグアナイド薬（BG薬）先行やSGLT2阻害薬，チアゾリジン薬（TZD薬）使用例が多く，DPP-4阻害薬を使用する際にも，治療のステップとして配合薬（**表2**）へ移行しやすいものを使用しておくことで，アドヒアランスやQOLの向上に寄与することも期待できる。

③EBM（evidence based medicine）からDPP-4阻害薬の有用性を考える

■ DPP-4阻害薬には3つの大規模臨床試験（SAVOR-TIMI 53試験[3]，EXAMINE試験[4]，TECOS試験[5]）が存在する。その結果，プラセボと比較して心血管イベントの発現（安全性評価）における非劣性は証明されたが，期待された優越性は示せなかった（**表3**）。その理由は，対象が二次予防かつコントロールが著しく不良なハイリスク例であり，最小限の症例で短期間に完了するスタディデザインである上，既に8割の症例にスタチン，レニン-アンジオテンシン系（RAS）薬剤，抗血小板薬などが投与されており，残余リスクが小さかったことが考えられる。

表3　DPP-4阻害薬に関する3つの大規模臨床試験

	SAVOR-TIMI 53 （オングリザ®）	TECOS （ジャヌビア®，グラクティブ®）	EXAMINE （ネシーナ®）
対象患者群	40歳以上の心血管疾患（CVD）の既往患者もしくは複数の危険因子を有する患者（55歳以上の男性／60歳以上の女性，かつ以下のいずれかに該当する：脂質異常症，高血圧，喫煙）	50歳以上の心血管疾患（CVD）の既往患者	18歳以上の急性冠症候群（ACS）の既往患者（無作為化の15〜90日前に，入院を要した急性心筋梗塞もしくは不安定狭心症の既往）
ベースラインHbA1c	6.5〜12%	6.5〜8.0%	6.5〜11.0%
背景治療	未治療 経口血糖治療薬／インスリン	経口血糖治療薬による3カ月を超える継続治療／インスリン	経口血糖治療薬／インスリン
主要評価項目	複合的心血管イベント ・心血管死 ・非致死性心筋梗塞 ・非致死性脳卒中 時間枠：初回イベント発生までの期間	複合的心血管イベント ・心血管死 ・非致死性心筋梗塞 ・非致死性脳卒中 ・不安定狭心症による入院 時間枠：初回イベント発生までの期間	複合的心血管イベント ・心血管死 ・非致死性心筋梗塞 ・非致死性脳卒中 時間枠：初回イベント発生までの期間
試験の目的	主要有効性評価項目：優越性証明できず 主要安全性評価項目：非劣性証明された	非劣性証明：優位性証明できず （非劣性が示された場合は優越性も）	非劣性証明：優越性証明できず （非劣性が示された場合は優越性も）
試験薬剤	サキサグリプチン5mg もしくは2.5mg（eGFR≦50）	シタグリプチン100mg もしくは50mg（30≦eGFR<50）	アログリプチン25mg もしくは12.5mg（30≦eGFR<60） もしくは6.25mg（eGFR<30）
患者数	16,500名 〔25カ国（日本は含まれない）〕	14,000名 〔34カ国（日本は含まれない）〕	5,400名 〔50カ国（日本含む）〕
試験開始時期	2010年5月	2008年12月	2009年10月
試験終了時期	2013年7月	2014年12月	2013年5月
治療期間	平均2年 （1,040イベント発生）	少なくとも3年以上の治療が必須（1,300イベント発生）平均4年	平均2年

■ 本来のDPP-4阻害薬投与の対象は，主として発症早期の一次予防をめざす症例であり，リアルワールドスタディにおいてはシタグリプチンの頸動脈内膜中膜複合体肥厚度（IMT）に及ぼす影響をみたSPIKE試験[6]やテネリグリプチンの血管内皮機能改善を示すデータ[7]，その他各種薬剤のコホート研究など，心血管イベント抑制を期待させる様々な研究が報告されている。

- 飲み忘れた際は，基本的には気づいた時点で服用可だが，頻度が高ければ生活スタイルや認知機能の状況に応じて2回/日→1回/日→weekly製剤へと変更を考慮することが望ましい。
- 安全性・忍容性が高く，シックデイ，災害時に最も重宝される薬である。

4　実際の使用症例

症例①　40代男性，タクシー業，BMI 21.0

1 3年前より健診で血糖値が高めと言われるも改善。しかし，本年の健診でHbA1c 7.8%となり来院。

↓

2 食事・運動療法の指導後，ジャヌビア®50mgを開始。HbA1c 7.2%まで低下するも，勤務が不規則で薬の飲み忘れが多く再上昇。

↓

3 マリゼブ®25mgに変更し，HbA1c 6.6%へ改善した。

症例②　50代男性，自営業，BMI 28.2

1 10年前に糖尿病発症。SU薬を内服していたが中断し，HbA1c 8.5%まで上昇。体重も増加中。

↓

2 メトグルコ®500mg×2で治療開始し，HbA1c 7.8%となるが食後血糖250mg/dLでエクア®50mg×2を追加。

↓

3 HbA1c 7%を切らず，体重コントロールも不良である。本人から薬を増やしたくないとの希望があり，エクメット®LD＋ルセフィ®2.5mg併用。

↓

4 体重が4kg減ってHbA1c 6%台となり治療継続中。

症例③　80代女性，無職，独居，BMI 19.0

1 30年来の糖尿病。これまでアマリール®1mg/日，ベイスン®0.6mg/日内服中。HbA1c 5.9%のコントロール。

↓

2 腎症が進行してsCr 1.82，eGFR 21.0まで低下し，低血糖症状が頻回にみられるようになった。

↓

❸ ベイスン®の飲み忘れも多くなり，アマリール®，ベイスン®を中止してトラゼンタ®5mg＋アクトス®15mgに変更。

↓

❹ 低血糖症状の出現や飲み忘れもなくなり，HbA1c 6.8％と安定した。

症例④　60代男性，会社員，BMI 26.0

❶ 5年前に糖尿病と診断され，内服治療をするも転勤により単身赴任となり治療中断。体調不良で来院した際，HbA1c 7％台であったのが11.2％となり入院となった。

↓

❷ インスリン強化療法を行い退院。ノボラピッド®6-6-6，ランタス®XR-14vを使用して徐々に血糖値は低下し，HbA1cも6％台に改善。

↓

❸ 最終的にメトグルコ®500mg/日とノボラピッド®3-3-3，ランタス®XR-10vとなり，糖毒性解除にあわせBOT（basal supported oral therapy）へ変更。

↓

❹ イニシンク®＋ランタス®XR継続でHbA1c 6％台が維持できている。

文 献

1）日本糖尿病学会，編：糖尿病治療の手びき．改訂第56版．南江堂，2014.
2）Iwasaki M, et al:J Diabetes Investig. 2012;3(5):464-7.
3）Scirica BM, et al:N Engl J Med. 2013;369(14):1317-26.
4）White WB, et al:Diabetes Care. 2016;39(7):1267-73.
5）Green JB, et al:N Engl J Med. 2015;373(3):232-42.
6）Mita T, et al:Diabetes Care. 2016;39(3):455-64.
7）Hashikata T, et al:Heart Vessels. 2016;31(8):1303-10.

（片山隆司）

α-グルコシダーゼ阻害薬（α-GI）

1 適格例と不適格例を知ろう

◎ 適格例

1 食前血糖はあまり高くないが，食後高血糖が目立つ例

2 他の薬物（インスリンを含む）で食後高血糖が残存している例（併用）

3 胃切後急峻高血糖の例（イレウスなどの既往のない例に限る）

4 一部の境界型糖尿病例（ベイスン®OD錠0.2に限られる）

⊠ 不適格例

1 腹部手術歴やイレウスの既往のある例では投与を避けたほうがよい（ただし，胃や食道の手術後であればイレウスの既往がなければ投与を検討してもよい）。

2 腹部手術歴・イレウスの既往がなくても腸の狭窄が疑われる例

3 肝機能低下例

4 重症ケトーシス，糖尿病性昏睡，重症感染症，手術前後では禁忌。

5 妊産婦，授乳婦にも投与は避ける。

✓ 副作用および注意点

1 食事ごとに，食直前の内服が必要である点が通常の薬とは異なる。

2 単剤では低血糖のリスクが非常に低い薬剤であるが，他剤・インスリンなどとの併用時には当然ながら低血糖は起こりうる。その際にはブドウ糖が必須である。

3 腸管ガスが増加するため，放屁の増加はほぼ必発であり，あらかじめ伝えておく必要がある。患者や職業によっては問題になるケースもある。

4 腹部膨満感が出現することがある。上記のような手術歴やイレウスの既往のある患者ではイレウスのリスクがあり，添付文書上は慎重投与であるが，投与は避けたほうがよい。

5 下痢，逆に便秘など，腸管蠕動運動の異常を引き起こすことがある。炎症性腸疾患などでは投与を避ける。

6 肝障害・薬疹などの報告がある（当初は吸収されないと言われていたが，その後微量ながら吸収されることがわかった）。

7 腎機能低下例では慎重投与。特にミグリトールは腎排泄のため注意が必要である。

α-GIの種類

一般名	商品名	血中半減期（hr）	主な排泄経路	作用時間（hr）	剤型（含有量：mg）	用量（mg）	薬価（先発品・円）
アカルボース	グルコバイ®アカルボース	3.2 ± 0.9	主に糞便中	2〜3	50, 100（いずれもOD錠あり）	150〜300	50：18.6 100：32.7
ボグリボース	ベイスン®ボグリボース	約5.3	主に糞便中	2〜3	0.2, 0.3（いずれもOD錠あり）	0.6〜0.9	0.2：31.5 0.3：42.7
ミグリトール	セイブル®ミグリトール	約2	腎排泄	1〜3	25, 50, 75（いずれもOD錠あり）	75〜225	25：21.9 50：37.7 75：52.9

いずれの薬剤も安価な後発品があり，選択可能

2 作用機序の概略

- ■ヒトの腸は多糖類をそのままでは吸収できず，アミラーゼで二糖類まで分解した後，腸壁の二糖類分解酵素であるα-グルコシダーゼによってブドウ糖などの単糖類に分解してから吸収する仕組みとなっている。α-GIはその分解酵素を阻害することにより，糖類の吸収阻害を起こすことで食後の血糖上昇を抑えるといった効果をもたらす（**図1**）。

- ■α-GIは内服してから小腸に達して効果を発揮するが，小腸下部より上部のほうにより強く作用する。したがって，上部から進んでくる食物に対して上部での吸収をより強く阻害し，下部に行くにしたがってその効果が薄れていくことで，糖類の吸収が穏やかになるというからくりである。

- ■100％吸収阻害するわけではないので糖類はいずれ吸収されるが，アカルボースはα-アミラーゼも阻害するため，分解されなかった糖類が大腸まで流れていき，そこで腸内細菌による分解を受けるため腸内ガスの発生が多くなるとされている。

- ■糖尿病では食後の高血糖が著明であるが，その主な上昇源は摂取した糖質であり，またその原因としてインスリンの初期分泌低下・欠如による過大遅延反応がある。α-GIはこの食後血糖の上昇を抑えることで食後高血糖を抑制するが，その際にインスリン分泌を刺激しないというところに大きな意義がある。

- ■すなわち，糖尿病においては食後高血糖，インスリン過剰分泌のいずれもが動脈硬化性疾患の発症に関与することが指摘されている[1, 2]。α-GI以前のスルホニルウレアやインスリンでは血中インスリン分泌が増加してしまい，ビグアナイドは食後高血糖にはそれほど効果的でないことから，有効な手立てがなかった。α-GIの出現により，上記の課題解決の道が開けたということになる。実際に，アカルボースでは2型糖尿病や境界型糖尿病において心血管イベント抑制の報告がある[3〜5]。

- ■アカルボース，ボグリボースに関しては，耐糖能異常における2型糖尿病の発症抑制の報告がある[6〜8]。

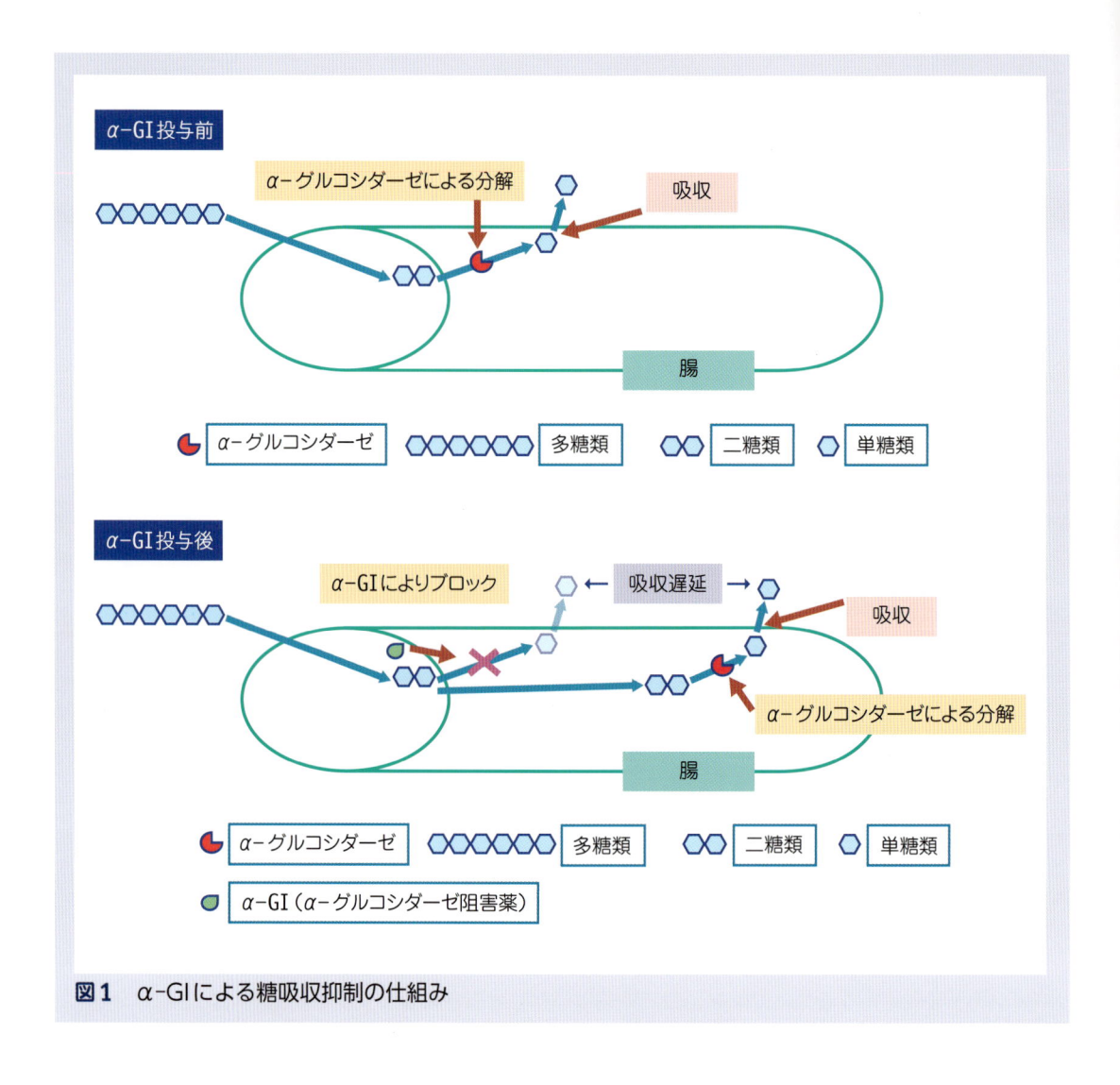

図1　α-GIによる糖吸収抑制の仕組み

3　α-GIを使用するコツ

- 単独では低血糖を起こしにくく，インスリン分泌を促進しないなどのことから，糖尿病に対する第一選択薬としても使用できる（特に非肥満で食後高血糖の例が良い適応）。
- もちろん糖尿病治療の基本は食事療法と運動療法であり，これらがなされないでα-GIを内服するだけでは効果は望めない。また，肥満患者にはメトホルミンの投与が優先されるべきであろう。
- その作用である糖類分解酵素阻害により，低血糖時において，砂糖などでは分解にかかる時間の分だけ低血糖に対する効果が遅くなるため，低血糖に備えたブドウ糖の携行が強調されている（もっとも，最近ではたとえα-GI以外であっても「低血糖時にはブドウ糖。常にブドウ糖の携帯・備えを」という指導が当然になってきたため，現在ではあま

り心配はないかもしれない。しかし，やはり処方時には特に指導すべきである）。

■ 前述のように放屁や腹部膨満感，下痢などの症状が出やすいので，少量から開始することがコツである。各薬剤とも最低量から開始し，副作用や効果の出方を見ながら用量を増やしていくとよい。また，あらかじめ「おならが増える」「お腹が張る」「下痢または便秘になる可能性がある」と強調しておくと，次回来院時に「いや，意外とそうでもなかったです」と言って比較的スムーズに継続できることが多い。

■ この薬は「1日3回」「食直前」内服であり，「1日3回」は忘れやすい（飲み忘れやすい，外出時に持参し忘れやすい）という点でコンプライアンスが悪くなる原因となるため，この点の指導は大切である。「食直前」に関してはグリニド薬に比べればそこまで厳密である必要はないので，食事中に気がついたらその時点で飲むよう指示しておいてよい（ただし，食後あまりに時間が経ってから気がついた場合は内服しても効果は期待できない。よくて食直後までであろう）。

■ α-GIのみでは食前高血糖にはあまり効果がなく（糖毒性解除とともに下がるケースもあるが），食前血糖が上がっているケース［200mg/dL以上だと厳しい。また，投与後2〜3カ月経っても食前血糖が目標値（一応130mg/dL以下程度）まで下がらない場合］では他剤との併用が必要である。しかし，α-GIは他剤やインスリンとの併用が保険上認められており，うまく併用することによって有効に使用することができる。

■ 1型糖尿病患者であっても，禁忌でなければインスリンとともに併用可能である（2009年以降保険適用）。インスリンはかなり改良されて，超速効型インスリンが出てから食後血糖も改善されるようになったが，それでも食後高血糖のコントロールが難しいケースはあり，試してみる価値はある。

■ ミグリトールでは，糖の吸収がGIPを分泌するK細胞の多い小腸上部からGLP-1を分泌するL細胞の多い小腸下部にシフトすることにより，脂肪蓄積作用のあるGIPを抑えつつGLP-1を増加させることが期待されるデータがある[9]。DPP-4阻害薬はGLP-1を上昇させる薬剤であるが，GIPも増加させる作用があり，α-GIとの併用でこのGIP増加を抑制させることが期待されるため，両者の併用はよいかもしれない。

■ シックデイについてだが，基本的に食べないときに飲んでも意味がないので食べられなければ内服しない。シックデイに限らず，食事が摂れないときは内服しない。なお，内服後に食事が摂れない，あるいはいつもより食べる量が少なくなったとしても，単独内服の場合は心配はいらない。

■ 糖質に対してのみ効果があるため，糖質をあまり摂らない患者（おかず食い）には効果が出ない可能性がある。逆に，ご飯食いの患者には有効性が高い。

4 実際の使用症例

症例① 54歳男性

1 身長169cm，体重68kg。2年前より糖尿病を指摘。初診時，空腹時血糖165mg/dL，HbA1c 8.3%。神経障害，網膜症，腎症は認めず。既往歴に開腹手術，イレウスはない。

↓

2 食事療法・運動療法を施行し，3カ月後の空腹時血糖は132mg/dLであったが，HbA1cは7.8%。食後2時間血糖を調べたところ243mg/dLであった。

↓

3 このため，ボグリボース0.2mg 1回1錠 1日3回（各食直前）を処方したところ，2カ月後には食後血糖154mg/dL，HbA1c 6.8%まで改善した。多少放屁が増加したが，腹部膨満感や下痢などはなく気にならない程度とのこと。

症例② 63歳女性

1 身長156cm，体重63kg。5年ほど前から他院通院。食事療法に加えてメトホルミン250mg 1回1錠 1日3回（各食直後）を処方されていたが，空腹時血糖140mg/dL前後，HbA1c 8%前後であった。

↓

2 転居を機に当院へ転医。食後2時間血糖を調べたところ264mg/dLあり，セイブル®25mg 1回1錠 1日3回（各食直前）を開始して2カ月後，食後2時間血糖は214mg/dL，HbA1c 7.5%となった。

↓

3 このため，セイブル®50mg 1回1錠 1日3回（各食直前）に増量して，2カ月後には食後2時間血糖は162mg/dL，HbA1c 6.9%となった。

症例③ 49歳男性

1 身長172cm，体重61kg。40歳で発症した2型糖尿病。45歳から強化インスリン療法を開始。現在はインスリンデグルデク 朝10単位，インスリングルリジン 朝6単位，昼4単位，夕8単位で治療中。HbA1c 7.9%。

↓

2 血糖自己測定（SMBG）によると食前血糖は100〜130mg/dL程度で，時に90mg/dL台であるが，食後2時間血糖は特に朝食後と夕食後で200mg/dLを超えることが多い。

↓

3 このため，アカルボース50mg 1回1錠 1日2回（朝・夕食直前）の内服を開始したところ，食後2時間血糖は200mg/dLを超えることがほとんどなくなり，HbA1c 7.2%まで低下した。

文 献

1) DECODE Study Group, et al:Arch Intern Med. 2001;161(3):397-405.
2) Esposito K, et al:J Clin Endocrinol Metab. 2008;93(4):1345-50.
3) Hanefeld M, et al:Eur Heart J. 2004;25(1):10-6.
4) Chiasson JL, et al:JAMA. 2003;290(4):486-94.
5) Chiasson JL, et al:Ann Intern Med. 1994;121(12):928-35.
6) Kawamori R, et al:Lancet. 2009;373(9675):1607-14.
7) Chiasson JL, et al:JAMA. 2003;290(4):486-94.
8) Chiasson JL, et al:Lancet. 2002;359(9323):2072-7.
9) Narita T, et al:Diabet Med. 2009;26(2):187-8.

(西田賢司)

7 SGLT2阻害薬

1 適格例と不適格例を知ろう

◎ 適格例

1 BMI 25以上の肥満症例

2 肝機能障害があり脂肪肝が疑われる症例

3 腎機能障害（eGFR 20〜40mL／分／1.73m^2）があり腎保護作用を期待したい症例

4 心筋梗塞などの心疾患の既往症例

☒ 不適格例

1 BMI 22未満のやせ型糖尿病

2 老年症候群（ADLの低下や認知症），頻尿がある高齢者

3 尿路感染症（膀胱炎や腎盂腎炎）の既往のある女性

4 脳梗塞の既往のある患者

✓ 副作用および注意点

1 食事や水分摂取ができないようなシックデイには休薬すること。

2 自由意志で水分摂取ができない患者，水分摂取が励行できない高齢者では，循環血漿量減少（脱水症）のリスクが高まるので注意深く観察すること。

3 インスリン分泌が低下している患者，糖質制限を行っている患者では，正常血糖ケトアシドーシスのリスクが高まるので尿ケトン体などに注意が必要。

4 性器感染症のリスクがあるので，特に女性では常時清潔を保つよう指示すること。

5 インスリン作用系薬剤やインスリン治療と併用すると低血糖のリスクが高まるので，これらの薬物の十分な減量あるいは中止を検討すること。

SGLT2阻害薬の種類

一般名	商品名	血中半減期（hr）*	SGLT2選択性	大規模臨床試験エビデンス	通常用量（mg）	用量（mg）	薬価**（円）
イプラグリフロジン	スーグラ®	11.7	中程度	なし	50	25〜100	25：135 50：202.8
ダパグリフロジン	フォシーガ®	12.1	中程度	DECLARE試験（進行中）	5	5〜10	5：202.9 10：302.8
ルセオグリフロジン	ルセフィ®	11.2	高い	なし	2.5	2.5〜5	2.5：202.2 5：303.3
トホグリフロジン	デベルザ® アプルウェイ®	5.3	高い	なし	20	20	20：202.8 20：203.9
カナグリフロジン	カナグル®	10.2	低い	CANVAS試験	100	100	100：205.5
エンパグリフロジン	ジャディアンス®	9.9	高い	EMPA-REG OUTCOME試験	10	10〜25	10：208.4 25：356

＊各薬剤のインタビューフォームより
＊＊2018年1月時点でのデータ

2　作用機序の概略

- SGLT2は近位尿細管に存在するグルコース・ナトリウムの共輸送担体であり，SGLT2阻害薬はこのグルコースの再吸収を阻害することでグルコースを尿中に排泄するため（約100g／日），血糖低下作用を有すると考えられる（図1）。尿中グルコースの増加は浸透圧利尿をきたし，ナトリウム利尿効果と合わせて血圧低下作用を有する。またSGLT2阻害薬は，尿糖排泄が増えることで間接的に尿酸の再吸収も抑制するため，血清尿酸値を下げる作用も有する。

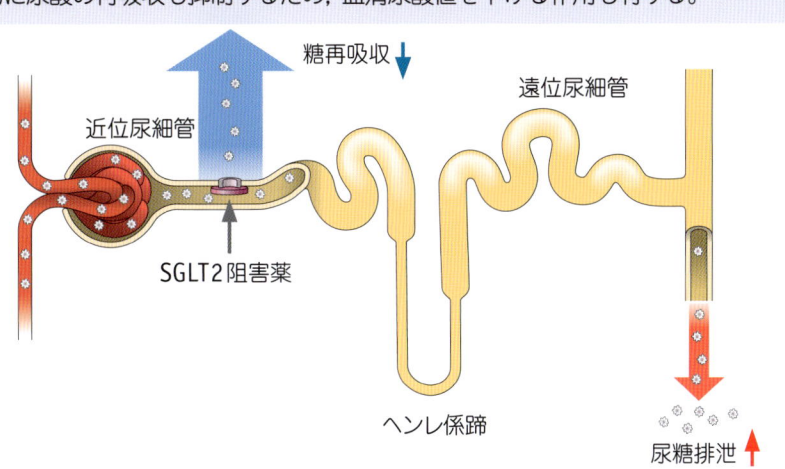

図1　SGLT2阻害薬による血糖低下機序
SGLT2は近位尿細管に存在し，グルコースの再吸収を担っているが，SGLT2阻害薬はこの作用をブロックすることにより，糖は尿糖として体外へ排泄される。過剰な糖を排泄することが，SGLT2阻害薬による主な血糖低下作用と考えられる

- SGLT2は膵α細胞にも存在し，SGLT2阻害薬は膵α細胞におけるグルコースの流入を阻害することにより膵α細胞からのグルカゴン分泌を促進させる[1]。グルカゴンは，脂肪分解の促進，基礎代謝亢進作用などを有することから，SGLT2阻害薬により顕著な体重減少効果や血清中性脂肪の低下作用を示す。この血中グルカゴン濃度上昇は肝糖新生をもたらすものの，過剰なグルコースは尿から排泄するため，血糖上昇はきたさない（図2）。

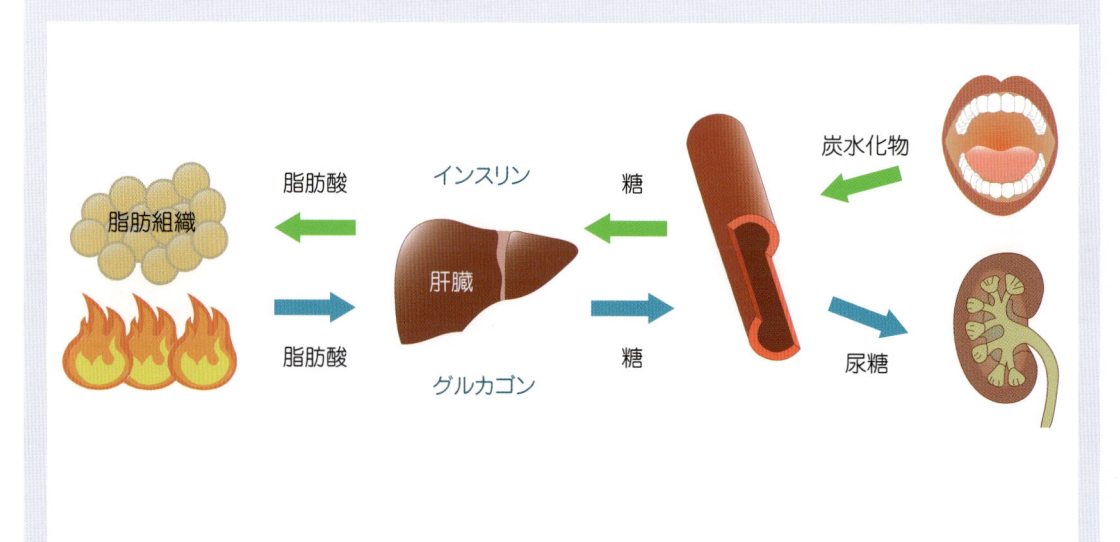

図2　SGLT2阻害薬による体重減少の機序
インスリンは体内に入った糖を分解し，脂肪酸の合成を促進する。脂肪酸は脂肪組織へ運ばれて，中性脂肪として蓄積される。グルカゴンはこのインスリンの脂肪合成作用とは反対に，脂肪を燃焼させることにより体重を減少させると考えられ，SGLT2阻害薬やメトホルミンのグルカゴン分泌促進作用は，これらの薬剤による体重減少効果の中心的な役割を果たすと考えられる

- SGLT2阻害薬は，非アルコール性脂肪肝（NAFLD）における肝脂肪蓄積を減少させ，肝機能を改善させる作用を有する[2]。また，非アルコール性脂肪肝炎（NASH）の指標であるFIB-4 indexをSGLT2阻害薬の長期投与により改善させることから[3]，NASHに対する治療薬としても期待されている。

- SGLT2阻害薬は，糖尿病性腎症における腎イベント（顕性蛋白尿への移行，血清Crの倍化，透析導入，腎不全による死亡）を有意に抑制することから[4,5]，糖尿病患者における腎保護，透析予防作用が期待されている。腎保護作用の機序として，糸球体腎硬化症においてはネフロンの肥大化，GFRが増加する過剰濾過の状態が明らかとなっており[6]，SGLT2阻害薬はtubulo-glomer-ular feedback（TGF）機構を介してネフロンを保護する作用を有すると考えられる。

- 「SGLT2阻害薬の種類」の表に示すようにエンパグリフロジンのEMPA-REG OUTCOME試験[7]，カナグリフロジンのCANVAS試験[5]では，プラセボ比較で心血管イベント（非致死性心筋梗塞・非致死性脳梗塞・総死亡）を有意に抑制した。なお，ダパグリフロジンのDECLARE試験は現在進行中である。しかしながら，大規模臨床試験におけるSGLT2阻害薬の最も重要な作用は，心不全の発症リスクを大幅に減少させることであり[5,7]，この作用によって糖尿病患者の総死亡は減少し，患者の予後改善に大きなベネフィットがあると考えられる。この心不全に対する有意なリス

ク軽減作用は，尿細管におけるナトリウム再吸収阻害が中心的役割を果たすと考えられているが，従来の利尿薬ではこのような劇的な効果は考えにくく，利尿効果以外にもSGLT2阻害薬によるグルカゴン心機能改善作用[8]，心臓の拡張能改善作用[9]など，様々な作用が心不全のリスク減少に関与していると考えられる。

3　SGLT2阻害薬を使用するコツ

■ メタボ型の2型糖尿病に対して使用する場合，一番大切なのは，SGLT2阻害薬の体重減少作用を最大限に発揮させることである。それを達成するには，インスリン作用系の薬剤の減量あるいは中止が肝要である[10]。SGLT2阻害薬によって血中グルカゴン濃度が上昇するのは投与開始から6カ月ほどとされることから，体重減少作用も投与後6カ月から1年でほぼプラトーに達する。そのため，この投与後の間もない期間が最も重要で，一時的に血糖コントロールを犠牲にしても体重低下に専念するべきと考える。

■ 具体的手法として，SU薬は最小用量に，基礎インスリンは2〜3割減，追加インスリンは半減/中止，グリニド薬，チアゾリジン薬，DPP-4阻害薬などは状況に応じて切り替えも検討する。症例①に，DPP-4阻害薬からSGLT2阻害薬への切り替えに関する実際の症例を提示したので参考にされたい。このような大幅な治療の見直しによって，SGLT2阻害薬投与開始時から5%の体重減を達成させることにより，結果的には長期に安定した血糖・体重コントロールが維持できる[3]。

■ 海外の2型糖尿病治療ガイドライン[11]では，第一選択薬はメトホルミン，第二選択薬は心血管イベントリスクを軽減させる薬剤を推奨しており，市場を見ても，第二選択薬はほぼSGLT2阻害薬が選択されているという現状である。したがって，肥満患者に対してはインスリン作用系の薬剤を減らすだけでなく，しっかりと高用量のメトホルミンをSGLT2阻害薬に併用していくことが重要である。メトホルミンは血中グルカゴン濃度を上昇させるため[12]，体重減少作用に関してSGLT2阻害薬との相乗効果が期待できる。具体的には，高齢者や腎機能低下患者を除き，メトホルミン（500）4T2X朝夕の処方が望ましい。特に，若年の肥満患者でDPP-4阻害薬とメトホルミンが既に併用されているケースに対してSGLT2阻害薬を使用する際，DPP-4阻害薬/SGLT2阻害薬の合剤を安易に使用してしまうケースもあるが，DPP-4阻害薬は血中グルカゴン濃度を抑制するため，SGLT2阻害薬の体重減少効果が鈍くなる可能性が高い[13]。症例①にも示すように，海外のガイドラインに沿ってDPP-4阻害薬を切り，SGLT2阻害薬とメトホルミンの併用療法に集約させるのが，長期的にも体重減が期待できると思われる[3]。

■ 若年者，男性，肥満度が高い，HbA1cが低い，などの特徴を持つ患者では，SGLT2阻害薬の投与により空腹感が強くなる症例が散見される。この理由は，SGLT2阻害薬によって肝グリコーゲンが糖新生に利用されて枯渇することで，肝臓から脳へ空腹感が増

すシグナルが行く機序などが想定されている[14]。このような症例では，空腹時にカロリーの低い食事を摂取させるなどの工夫が必要であり，薬剤投与から1～2カ月後に問診で食行動の変化を確認するべきである。

- 高齢者や非肥満者に対するSGLT2阻害薬の血糖や体重への効果は，肥満者に対する効果を凌ぐと考えられる[15]。前述したように，そのような患者は食欲が増加する症例が少ないこと，また仮に肥満者と同程度の体重減少であっても，体重の減少率は大きく，β細胞への負担軽減効果も大きいため血糖も確実に改善する傾向にある[16]。したがって，BMI 20～25程度の非肥満患者や老年症候群のない高齢者にも，SGLT2阻害薬の使用を検討するべきである。**症例②**は，インスリン分泌が枯渇しているにもかかわらず，インスリン治療を固辞したために，血糖改善目的にSGLT2阻害薬を使用し，有効であった症例である。ただし，本症例のようにやせ型でインスリン分泌が枯渇している症例においては，SGLT2阻害薬の投与で正常血糖ケトアシドーシスのリスクが高まる恐れがあるため，食事摂取の状況や極端な体重減少がないかどうかを見きわめながら，慎重にSGLT2阻害薬を投与するべきである。やはり本来，このような症例ではインスリン治療の導入を最優先するべきである。

- 高齢者に対してSGLT2阻害薬を投与する最大のメリットは，臓器保護作用である。心筋梗塞後で心機能が低下している患者や，糖尿病性腎症ならびに糸球体腎硬化症の患者に対する透析予防効果が証明されていることは特筆すべきである[5, 7]。特に透析予防は患者のQOLにとって切実な症例が多く，eGFRが45を切るような症例においては，血圧を130/80mmHg未満に保つと同時に，腎保護作用のエビデンスがあるレニン・アンジオテンシン（RA）系の抑制薬[17]，GLP-1受容体作動薬[18]，SGLT2阻害薬[4]を併用することで何としても透析移行を阻止する。SGLT2阻害薬は2018年7月現在，高度腎機能障害での適応が認められておらず，eGFR 30以上での使用にとどめられている。現在，高度腎機能障害に対する多くの臨床試験が行われており，その結果によっては透析予防を目的とし，eGFR 20程度まで適応が拡大されるかもしれない[19]。**症例③**にeGFR 35.2の高度腎障害患者に対して，透析予防を目的にSGLT2阻害薬とGLP-1受容体作動薬を併用した症例を提示する。

- 病歴の長い患者や高齢者における脳の臓器保護に関しては，むしろネガティブと考え，逆に注意を払うべきと思われる。SGLT2阻害薬で脳梗塞が増える，というデータはないものの，前述したように脳梗塞の既往がある場合，SGLT2阻害薬は禁忌とすべきである。エンパグリフロジンの脳梗塞のサブ解析[20]において，脳梗塞の既往は，その再発のリスク因子とされており，また当院のSCU（脳卒中ケアユニット）病棟でもSGLT2阻害薬内服中の脳梗塞の再発症例を経験している。やはり脳梗塞の既往患者では，有効性に関するエビデンスのあるDPP-4阻害薬やピオグリタゾンによる治療を優先させるべきである。

4   実際の使用症例

症例①   39歳女性，BMI 37.3
（若年性メタボ2型糖尿病患者に対する体重減少を主眼に置いた治療）

1 糖尿病歴5年。DPP-4阻害薬とメトグルコ®2gによりHbA1c 7%後半で推移。明らかな合併症はなし。

↓

2 このような肥満症例では年齢が若く，HbA1cが高いほど，DPP-4阻害薬からSGLT2阻害薬への切り替えが有効であり，海外では実施されている。SGLT2阻害薬とメトホルミンの併用療法により血中グルカゴン濃度の上昇が期待でき，体重も効果的に減少。半年で-5.8kg，1年で-10.3kgの体重減が達成された（**図3**）。

↓

3 HbA1cは大幅な体重減の達成により，次第に安定していく。

テネリア® 10mg	スーグラ® 50mg	
メトグルコ® 2g		

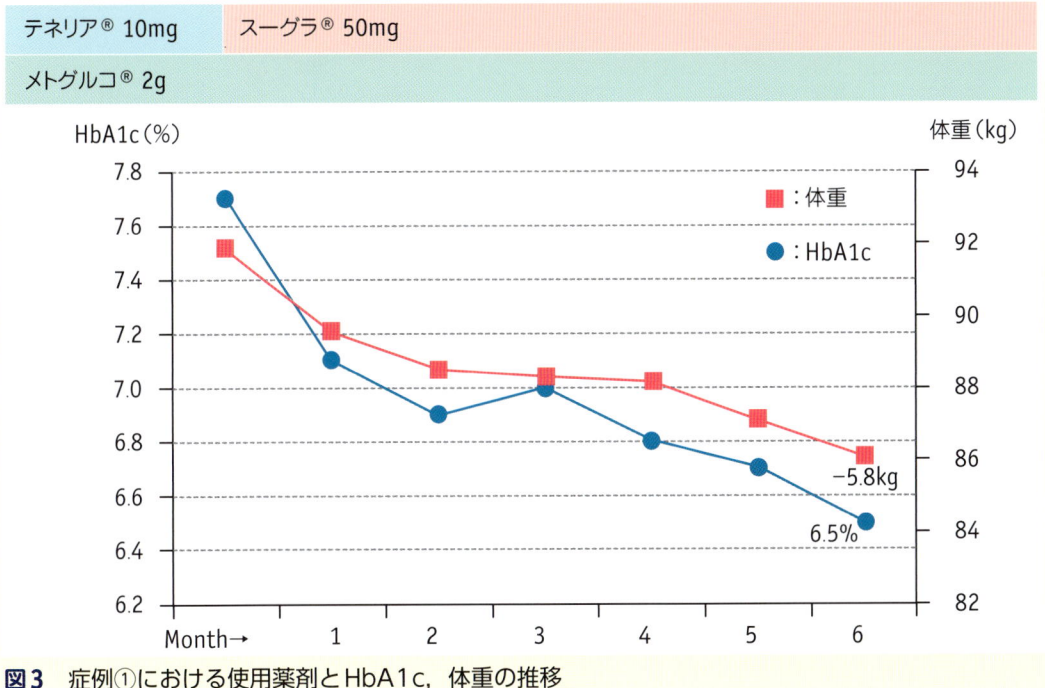

図3   症例①における使用薬剤とHbA1c，体重の推移

症例②   67歳女性，BMI 20.3
（インスリン分泌低下型非肥満糖尿病患者に対する血糖改善を主眼に置いた治療）

1 糖尿病歴20年。エクア®100mg，グルコバイ®200mg，グリメピリド2mgによりHbA1c 8%台で推移。明らかな合併症はなし。

↓

② 典型的なインスリン分泌枯渇型でSU薬二次無効と考えられ，インスリンを勧めるも断固拒否。グルコバイ®からジャディアンス®に切り替えて治療開始。

↓

③ 1年ほどでHbA1c 6.9%に改善（**図4**）。このようなやせ型の症例においては，インスリン作用系の内服薬をしっかり維持したまま，SGLT2阻害薬をアドオンする。体重減はわずかでも，疲弊したβ細胞の負担軽減効果が期待でき，血糖は次第に改善していく。

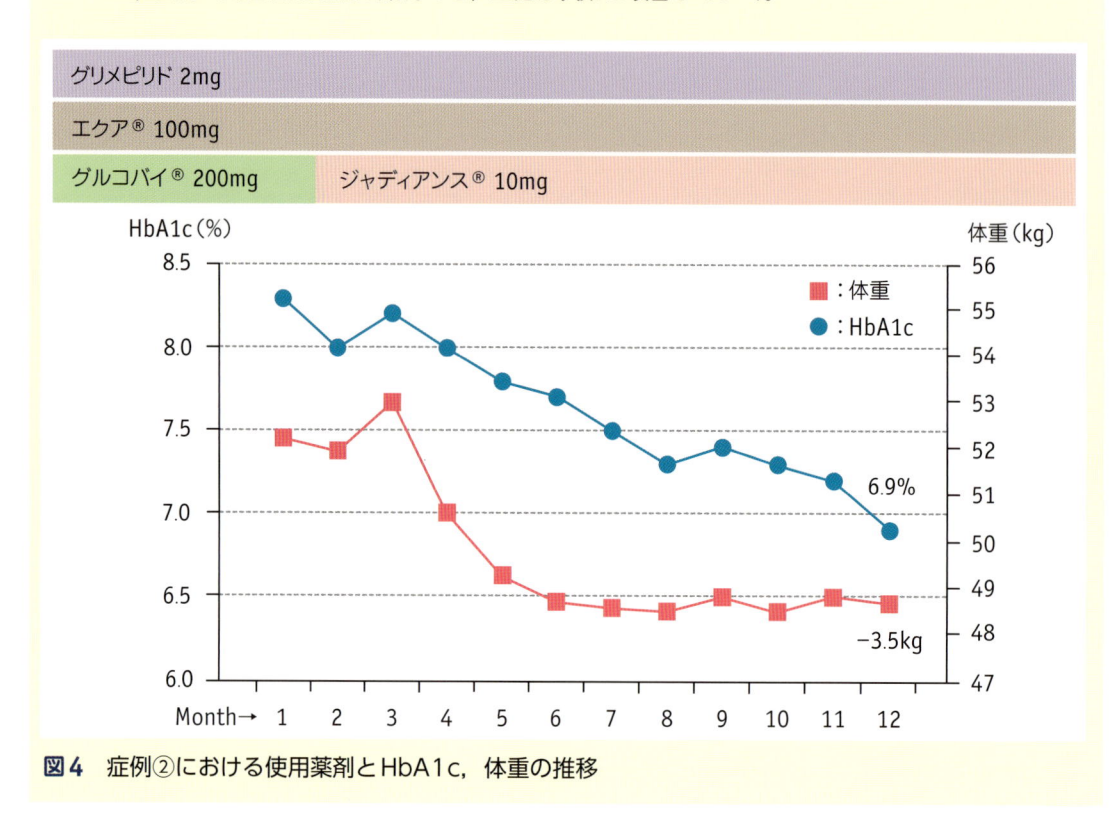

図4 症例②における使用薬剤とHbA1c，体重の推移

症例③　77歳男性，BMI 23.6
（腎機能低下高齢者に対する透析予防を主眼に置いた治療）

① 糖尿病歴10年。慢性腎臓病（CKD）あり。eGFR 35.2，尿蛋白（2＋）。経口血糖降下薬3剤でもHbA1c 8.2%とコントロール不良。透析回避を目的に，SGLT2阻害薬とGLP-1受容体作動薬を同時に投与。

↓

② 半年後，HbA1c 6.9%，体重−4.9kg，eGFR 48.5まで改善（**図5**）。透析予防には血圧，血糖，体重を集学的かつ適正にコントロールすることに加え，SGLT2阻害薬とGLP-1受容体作動薬を併用することが重要。

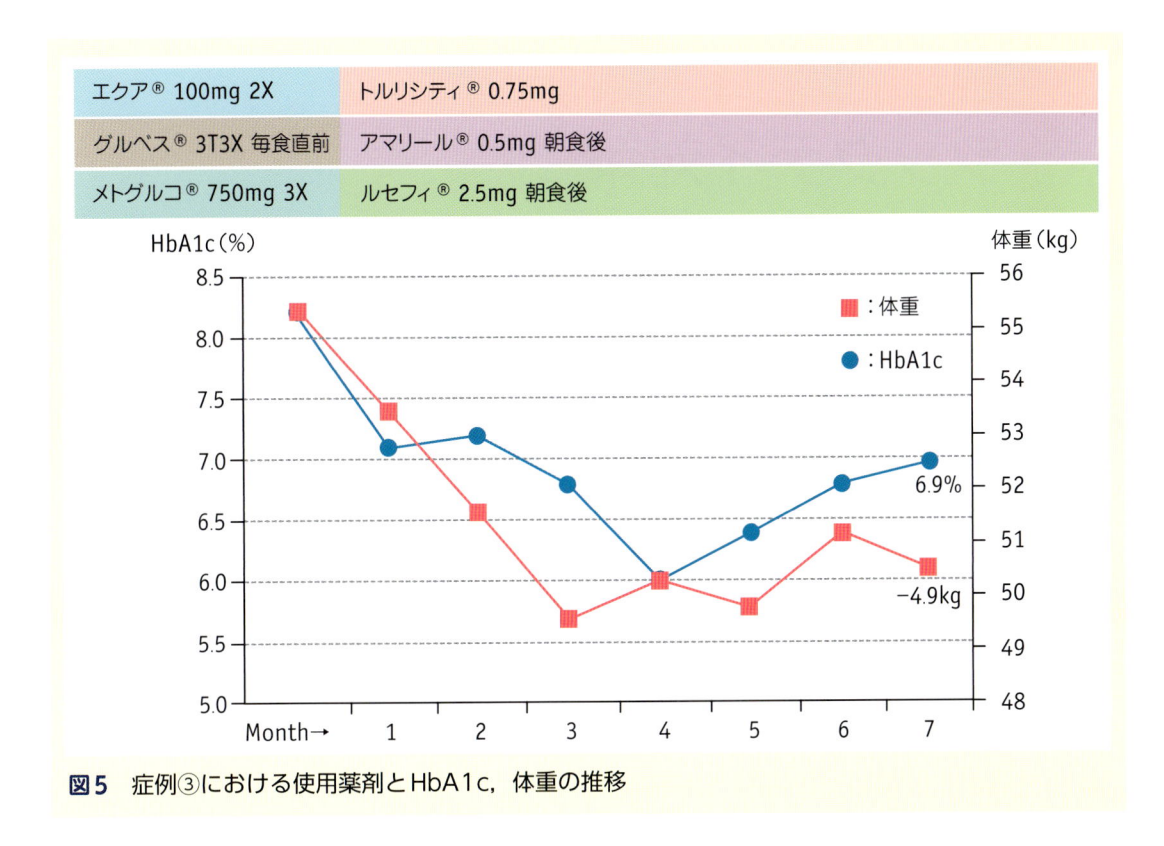

エクア® 100mg 2X	トルリシティ® 0.75mg
グルベス® 3T3X 毎食直前	アマリール® 0.5mg 朝食後
メトグルコ® 750mg 3X	ルセフィ® 2.5mg 朝食後

図5 症例③における使用薬剤とHbA1c，体重の推移

文 献

1) Bonner C, et al：Nat Med. 2015；21(5)：512-7.
2) Ito D, et al：Diabetes Care. 2017；40(10)：1364-72.
3) 犬飼浩一, 他：Prog Med. 2017；37(10)：1207-11.
4) Wanner C, et al：N Engl J Med. 2016；375(4)：323-34.
5) Neal B, et al：N Engl J Med. 2017；377(7)：644-57.
6) Denic A, et al：N Engl J Med. 2017；376(24)：2349-57.
7) Zinman B, et al：N Engl J Med. 2015；373(22)：2117-28.
8) Ceriello A, et al：Cardiovasc Diabetol. 2016；15(1)：123.
9) Verma S, et al：Diabetes Care. 2016；39(12)：e212-3.
10) 伊藤大輔, 他：Prog Med. 2016；36(4)：555-9.
11) American Diabetes Association：Diabetes Care. 2018；41(Suppl 1).
12) Leclerc I, et al：Diabetologia. 2011；54(1)：125-34.
13) Rosenstock J, et al：Diabetes Care. 2015；38(3)：376-83.
14) López-Soldado I, et al：Diabetes. 2015；64(3)：796-807.
15) 犬飼浩一：医薬ジャーナル. 2017；53(7)：1699-704.
16) 犬飼浩一, 他：Prog Med. 2017；37(4)：483-7.
17) Lewis EJ, et al：N Engl J Med. 2001；345(12)：851-60.
18) Marso SP, et al：N Engl J Med. 2016；375(4)：311-22.
19) Kurose T, et al：Jpn Pharmacol Ther. 2017；45(4)：559-69.
20) Zinman B, et al：Stroke. 2017；48(5)：1218-25.

（犬飼浩一）

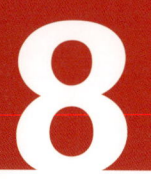

8 経口血糖降下薬服用時のシックデイ対策

POINT

▶経口血糖降下薬を処方する際には必ず，「低血糖の際の注意」を伝えることに加えて「高熱が出たときや食事が摂れないときは外来に電話をして下さい」と説明しておくことが肝要である。

▶高齢患者の場合は，この旨を家族にも伝えているかを確認する。

▶電話がかかってきたときの説明ポイントは以下の3点である。

①食事が摂れないときでも，口当たりのよい，おかゆ，スープ，アイスクリーム，ゼリー，ジュース類などを摂ること。特に水分や糖質を十分摂取するよう強調する。

②いつも食べている量の食事が摂れる場合はそのままの服用量を，食事量が少ないときは**表1**[1)]を参照して服用量を調節または中止するように伝える。

③状態が変わったら早めに連絡をするように伝える。

表1　シックデイ時における経口血糖降下薬の減量・中止の目安

	食事量2/3以上	食事量2/3〜1/3	食事量1/3以下
SU薬（グリミクロン®，オイグルコン®，ダオニール®，アマリール®など）	通常量	半量	中止
速効型インスリン分泌促進薬（スターシス®，ファスティック®，グルファスト®など）	通常量	半量	中止
α−GI（グルコバイ®，ベイスン®，セイブル®など）	中止	中止	中止
ビグアナイド薬（メデット®，メトグルコ®など）	中止	中止	中止
チアゾリジン薬（アクトス®）	通常量	中止	中止
DPP−4阻害薬（ジャヌビア®，グラクティブ®など）	通常量	中止	中止
SGLT2阻害薬（スーグラ®，フォシーガ®など）	中止	中止	中止

（文献1より改変）

1　シックデイとは

■ 血糖コントロールが良好であっても，そうでなくても，糖尿病療養生活を送っている間に不慮の状態や急性疾患を生じることがある。そのときにたとえば発熱，下痢，嘔吐，食思不振などを伴うと，普段の療養生活を送ろうとしてもできないことがある。これを「シック（病気の，体調の良くない）デイ（日）」と呼ぶ。

■ シックデイの際には，普段は血糖コントロールが良い患者でも，著しく血糖が上がって一時的にインスリンが必要になったり，血糖を測ってみると食べていないのに数値が上がっていて，いつものように血糖降下薬を飲んでいいのかわからなくなる場合がある。そのようなときはどうするのかをある程度患者に教えておかなければならない。

■ インスリン療法時のシックデイ対策は **3章3** に述べられているので，本項では経口血糖降下薬服用時のシックデイ対策について述べる。

2　シックデイの病態

■ ヒトはいつもと違う急性の外的ストレスにさらされると，それに対処するようにコンディショニングをする。それは戦闘や逃避行動に必要なエネルギーである血液中の糖質を増やすことであり，これを増やすために生体はコルチゾールやカテコラミン，グルカゴン，成長ホルモンなどのホルモンを上昇させる。これらのホルモンはいずれもインスリンの作用に拮抗して血糖を上げるように働くため，これらをインスリン拮抗ホルモン（counter-regulatory hormone）と呼ぶ。

■ また感染症などに罹患すると，TNF-αやIL-1β，IL-6などの炎症性サイトカインも分泌され，これらはいずれも血糖を上げるように働く。このため，本来なら食事が摂れず血糖が下がるはずなのに，かえって血糖が上がることがあり，注意が必要となる。

3　シックデイに対応するときの原則

① 全身状況はどうか，カロリーは摂れるのか，脱水はあるのか，などが大きなポイントになる。具体的には高熱で朦朧としていたり，ぐったりしていないか，嘔気や食欲低下がある場合は食事や水分が摂れるのか，下痢がひどくないかである。これらに問題があるときは主治医に連絡を取る，または受診することを勧める。

② 脱水が強く，来院できないときは救急要請をして医療機関を受診するよう勧める。そこまでひどくないときは，まず脱水させないようにする。脱水があるだけで熱は上がるし，血糖も上がる。来院した患者には脱水させないように生理食塩水の点滴を1~1.5L

投与する。外来に来られた場合は，血中ケトン体か尿中ケトン体を必ず測ること。

③食欲がないときは，日頃食べ慣れていて口当たりが良く，消化が良いもの（たとえばおかゆ，うどん，ゼリー，ジュース，アイスクリーム，果物など，できるだけ糖質と水分に主眼を置く）を摂取し，絶食しないように指示する。

④経口血糖降下薬の服用に関して，大まかには食事量が通常と同じであれば服用量はそのまま，食事量が半分程度であれば服用量は半分にし，1/3以下であれば服用を中止する。各経口血糖降下薬には作用上の特性があり，詳細に説明できる場合は摂取できる食事量に応じて**表1**[1]のように指示する。

⑤入院適応については，以下の通りである。

- 高熱が続く
- 経口摂取ができない
- 尿中ケトン体強陽性または血中ケトン体＞3mM，随時血糖＞350mg/dL
  （SGLT2阻害薬を内服中は高血糖を示さなくてもケトアシドーシスを呈することがあり，注意が必要）

4 実際の症例

症例① 75歳女性，BMI 23.5

1 2型糖尿病歴9年。食思不振，嘔気，発熱を主訴に救急病院を受診。普段は高血圧，糖尿病で近医のA診療所にかかっていて，糖尿病に関してはグリメピリド（1）1T1X，テネリグリプチン（20）1T1Xを内服している。

⬇

2 2週間ほど前に38℃を超える発熱と食思不振がありA診療所を受診。インフルエンザは陰性で，腎盂腎炎の可能性があるということでレボフロキサシン（500）1Tとカロナール®（200）2Tを5日分処方され，その後は食思不振などの症状は改善した。

⬇

3 一昨日の昼までは普通に動けて食事も摂れていたが，夜から急にだるさが強くなり，食事が摂れなくなったという訴えにて外来受診。昨日はトイレに行く以外はほとんど横になっていた。水は飲めている。微熱があり，排尿時下腹部痛はなし。本人の主訴は「だるい，食欲がない」で，食事が摂れなくなってからグリメピリド，テネリグリプチンは飲んでいない。HR：96，BP：144/82mmHg，BT：36.9℃，SpO$_2$：97％，意識清明，坐位保持可能，元気はないもののぐったりした様子はない。肋骨脊柱角叩打痛（CVA tenderness）なし。各検査結果は以下の通りである。

〈血液学的検査〉

Hb：12.4g/dL，WBC：14,000/μL，Neut：81.7％，CRP：14.65mg/dL，BUN：14.5mg/dL，CRE：0.56mg/dL，グリコアルブミン：23.9％，HbA1c（NGSP）：8.2％，血糖：167mg/dL，ケトン体分画（静脈）β-ヒドロキシ酪酸：1,052.5μM/L，総ケトン体：1,668.9μM/L

〈血液ガス〉

pH：7.435，pCO_2：34.1，HCO_3^-：22.5

〈尿検査〉

尿一般：混濁（2＋），蛋白（1＋），糖（1＋），ケトン体（2＋）

尿沈渣：白血球50-99/HPF，細菌（3＋）

↓

4 この症例はCRPが中程度高値で食事摂取ができないため，入院を決定した。考え方を以下のように示す。

＃尿路感染症

白血球尿を認め，ただの膀胱炎にしてはCRPが若干高値だが，肋骨脊柱角叩打痛や高熱など腎盂腎炎の症状がなく，はっきりとは腎盂腎炎に至っていないが一応感染巣は尿路と考え，抗菌薬治療を開始する。BUN／Cre比を見る限り，そこまで脱水はないので，点滴はリンゲル液500mLを初期6時間で2本流した後は維持速度で流す。

＃2型糖尿病

アシデミア（酸血症）はないが，尿中ケトン体も血中ケトン体も軽度上昇している。この患者はもともと自炊していたが，倦怠感の強さから食事をつくる気力がなく，食事の摂取もほぼできていなかったことが関係していると思われる。一昨日の夕以降は本人の判断で経口血糖降下薬は内服を中止されており，入院後のグリメピリド，テネリグリプチンは食事摂取量をみて再開を検討。本日の夕と明朝はスライディングスケール表を作成して，血糖に応じたインスリン量を打つようにする。

● 本来は患者にシックデイの対処をあらかじめ教えておき，このような入院にならないよう指導する必要があるが，普通の外来ではなかなか，患者にシックデイの対処を細かく教えることは難しい。そのため経口血糖降下薬を処方する際には，「低血糖の際の注意」を伝えることに加えて「高熱が出たり，食事が摂れないときは外来に電話して下さい」と説明しておくことが肝要である。また高齢患者には，この旨を家族にも伝えているかを確認する。

文 献

1）花房俊昭，編：最新医学別冊 新しい診断と治療のABC 18 糖尿病／代謝2. 改訂第2版. 最新医学社，2010，p210-20.
2）日本糖尿病学会，編：糖尿病治療ガイド2016-2017. 文光堂，p75.

（朝比奈崇介）

1 薬物治療として最初からインスリンを導入する場合

POINT

▶薬物治療として最初からインスリン導入の適応となるのは以下の場合である。

1) 口渇，多飲，多尿，倦怠感，体重減少が顕著であり，HbA1c 10%以上

2) 著明な高血糖（空腹時血糖250mg/dL以上，随時血糖300mg/dL以上）

3) 血糖高値かつ尿ケトン陽性

4) 抗GAD抗体が陽性（ELISA法で5.0U/mL以上）：緩徐進行1型糖尿病

1 導入開始時のポイント

■薬物治療として最初からインスリンを導入する場合の適応例はpointに示した。

■初診時または診療開始後に上記が判明した場合は，最初からインスリン導入を必要とする事例であることから，速やかに糖尿病専門医と連絡を取り，診療を依頼することが好ましい。

■患者が紹介を拒む場合，あるいは地域の事情により糖尿病専門医による速やかな対応が望めない場合は，患者および家族に説明した上で，少量の持効型インスリンを朝食前，昼食前または夕食前1回注射（非肥満者では0.1単位/kg，肥満者では0.15単位/kg）から開始し，漸増する。

■血糖自己測定を同時に指導することが望ましく，どの時間帯の注射でも注射前血糖120mg/dL程度を目標に，非肥満者では1～2単位ずつ，肥満者では2単位ずつ，3～4日ごとにインスリンを増量する。

■低血糖症状としては，**表1**を参照して説明し，速やかに対処するよう指示しておく。

■糖尿病の診断が確定した後，必ず1回は抗GAD抗体を提出する。緩徐進行1型糖尿病の存在は臨床像だけでは必ずしも鑑別しえないからである。1型糖尿病疑いの病名をつければ，査定されることはない。

表1　低血糖症状：患者および家族への説明用

は：はらが減り
ひ：ひや汗
ふ：ふるえは低血糖
へ：へんにドキドキ
ほ：ほうち（放置）は昏睡

「ひ・ふ・へ」があるときは，血糖測定にこだわらず，すぐに糖分を摂って下さい

2 　導入開始後のステップアップ

- 注射前血糖が十分下がり，患者も注射に慣れてきたら，間欠的で構わないので休日など時間のあるときに食事開始後2時間の血糖測定を推奨する。食後2時間血糖の目標は180mg/dL未満が望ましいことを説明し，同意が得られれば各食直前の超速効型インスリンを各々2単位など少量から開始する。血糖180mg/dL未満を目標に2単位ずつ増量する。患者自身もどのような食事で血糖が上下するかを習得してくるので，患者自身にインスリンの調整を任せてもよい。
- 食後血糖が高い（200mg/dL超）にもかかわらず，インスリン注射回数が増えることに対して心理的抵抗がある患者では，最も多い食事（big meal）の直前に配合溶解型インスリンのライゾデグ®配合注フレックスタッチ®を用いる選択肢もある。

3 　導入開始に際する注意点，インスリンの選択

導入開始時の注意点

- 非専門医として外来でインスリン導入を開始する際に最も重視すべき点は，インスリン導入の必要性を十分説きつつも，低血糖のリスクを最小化することである。これについては，自己管理が可能な患者と自力では不可能な患者とで対応が分かれる。
- 自己管理が可能な患者には，低血糖の対処について十分説明しつつ最終的に注射前血糖120mg/dLをめざすべきであるし，自己管理が自力では不可能な患者や高齢者などでは，家族の同席を必須として，最終的に比較的ゆるめの注射前血糖150mg/dLをめざすべきであろう。

持効型インスリンはどのように選択するか？（表2）

- トレシーバ®（インスリンデグルデク）とグラルギンの直接比較は，2017年にDEVOTE試験として報告されており，HbA1cおよび主要心血管イベントについて有意差はなかった[1]。副次評価項目の重篤な低血糖の発現件数は，トレシーバ®がグラルギンより40％少なく，夜間の重篤な低血糖の発現件数も53％少なかった。夜間の低血糖リスクを最小化する点で，トレシーバ®はグラルギンより有利と言える。グラルギンは濃度を3倍とし，より緩徐に吸収されるランタス®XRが改良型として2015年7月から登場しており，従来のグラルギンより夜間の重篤な低血糖リスクが少ないことが謳われている。
- 現時点ではトレシーバ®とランタス®XRはほぼ同等の位置づけでよいと思われる。この両者の直接比較は現在，BRIGHT試験として進められており，その結果が待たれる[2]。後発医薬品であるインスリングラルギンBSはランタス®XRに比し価格面で有利とされ

るが, 300単位当たりの薬価差は約500円で, 3割負担なら自己負担分の差は150円程度である。持効型インスリンの量が多い場合には, 患者負担軽減のための選択肢になりうる。

超速効型インスリンはどのように選択するか？（表2）

■ ヒューマログ®（インスリンリスプロ）およびアピドラ®（インスリングルリジン）のほうが, ノボラピッド®（インスリンアスパルト）よりも立ち上がりがやや早く, 最大効果時間も短いとされているが, 実際の使用上で大きな差異はない。超速効型インスリンの使用量が多く, 患者負担軽減を考慮する場合にはヒューマログ®の選択が優先される。

表2 推奨される各種インスリン

	商品名	一般名	単位数/容量	インスリン注入量（最小単位）	発現時間	最大作用時間	持続時間
持効型インスリン	トレシーバ®	インスリンデグルデク	300/3mL	1〜80U（1U）	1〜2時間	明らかなピークなし	42時間超
	ランタス®XR	インスリングラルギン	450/1.5mL	1〜80U（1U）	1〜2時間	明らかなピークなし	24時間超
	インスリングラルギン BS 注ミリオペン®	インスリングラルギン	300/3mL	1〜60U（1U）	1〜2時間	明らかなピークなし	約24時間
超速効型インスリン	ノボラピッド®注フレックスタッチ®	インスリンアスパルト	300/3mL	1〜80U（1U）	10〜20分	1〜3時間	3〜5時間
	アピドラ®注ソロスター®	インスリングルリジン	300/3mL	1〜80U（1U）	15分未満	0.5〜1.5時間	3〜5時間
	ヒューマログ®注ミリオペン®	インスリンリスプロ	300/3mL	1〜60U（1U）	15分未満	0.5〜1.5時間	3〜5時間
配合溶解型インスリン	ライゾデグ®配合注フレックスタッチ®	インスリンデグルデク/アスパルト	300/3mL	1〜80U（1U）	10〜20分	1〜3時間	42時間超

抗GAD抗体の抗体価による解釈

■ 以前は抗GAD抗体の測定にはRIA法が用いられ, 基準値は1.5U/mL未満であった。2015年12月以降は現行のELISA法に変更され, 基準値も5.0U/mL未満となった。

■ 緩徐進行1型糖尿病では, RIA法において陽性であってもELISA法で陰性となることがあり[3], この場合はRIA法の結果を優先させることが推奨されている。ELISA法で陽性であるが低抗体価の場合の解釈については, いまだ定まっていない。高血糖が顕著でなければインスリン導入の可否については急がず, 糖尿病専門医の判断にゆだねるのも一法である。

4　具体的な導入事例

症例①　48歳男性，会社員

1 身長172cm，体重68kg。2年前から会社の健康診断でも糖尿病を指摘されていたが，昇進したばかりで多忙であり，医療機関を受診していなかった。3カ月前から口渇，多飲の症状に加えて5kgの体重減少，1カ月前から倦怠感があり，初診時の随時血糖302mg/dL，HbA1c 11.2%であった。尿ケトン1＋。飲酒歴：ビール700mL/日。多忙のため，基幹病院への紹介に同意が取れない。

【患者への説明】きわめて重症の糖尿病であり，今後の成り行きによっては糖尿病ケトアシドーシスなど危険な状態に移行する可能性もあります。そのようなリスクを避けるためには内服薬で治療開始するよりも，食事療法とともに直ちにインスリンを開始したほうがよいと考えます。どうしても入院が困難であれば，血糖自己測定を開始しつつ，しばらくはこちらに毎週ご来院頂いて血糖の様子をみて，インスリン量を調整しましょう。安全な状態になるまでは，しばらくビールはおあずけにしておいて下さい。

↓

2 1,800kcalの食事療法とともに，朝食前ランタス®XR 7単位から開始。朝食前および夕食前の血糖自己測定を指示。それぞれの血糖値が200mg/dLを切ることを目標として3日ごとにランタス®XRを2単位ずつ増量するよう指示した。

↓

3 1カ月後，ランタス®XR 11単位で朝食前160mg/dL前後，夕食前180mg/dL前後，HbA1c 10%まで改善。抗GAD抗体陰性を確認。

↓

4 初診3カ月後，ランタス®XR 14単位で朝食前130mg/dL前後，夕食前160mg/dL前後，HbA1c 8.4%まで改善。血糖測定を隔日とする一方，休日などに各食後2時間血糖を測定することに同意を得る。朝1回のDPP-4阻害薬も追加。

↓

5 初診4カ月後，食後2時間血糖160～300mg/dLとばらつきがあるが高値であることを確認。食後高血糖が心血管リスクと関連することを説明し，同意を得てヒューマログ®各食前（3-3-3）から開始。各食前，眠前血糖測定を指示。それぞれ，160mg/dL未満を目途にヒューマログ®の1単位ずつの増量を指示。

↓

6 初診6カ月後，朝食前ランタス®XR 10単位，ヒューマログ®各食前（3-4-7），DPP-4阻害薬によりHbA1c 7.2%まで改善。体重は70kg前後で推移。

↓

7 以降，季節による変動はあるがHbA1c 6.8～7.6%の間で推移している。

症例② 81歳女性，独居

❶ 身長152cm，体重46kg。10年ほど前に市の健診で糖尿病の気があると言われた（詳細不明）。3カ月前から4kgの体重減少。口渇はそれほどない。軽度のめまいを主訴に近医を受診し，検査したところ空腹時血糖260mg/dL，HbA1c 10.2％であったため紹介となった。尿ケトン陰性。認知症チェックのためのMini-mental State Examination（MMSE）は27点と比較的保たれていた。20分ほどの距離で離れて暮らす長男夫婦が付き添いで来院。入院を強く勧めたが，複数の猫の世話があることを理由に入院を拒否。外来でのインスリン導入は同意した。

【患者・家族への説明】（症例①とほぼ同様の説明に加え）ご高齢でもあるので，悪性疾患の有無についても検査をしておきましょう。

↓

❷ 1,300kcalの食事療法とともに，トレシーバ®朝食前5単位から開始と，朝食前および夕食前の血糖自己測定を指示。注射手技，血糖自己測定はいずれも困難であったため，朝食前の血糖測定，トレシーバ®注射は長男が見守り，夕食前の血糖は長男の嫁がときどきチェックすることになった。それぞれの血糖値が200mg/dLを切ることを目標に3日ごとにトレシーバ®を1単位ずつ増量するよう指示。好物の果物，菓子類は血糖が改善するまでは控えめにするよう指示した。

↓

❸ 腫瘍マーカー，造影CTでは明らかな悪性疾患がないことを確認。

↓

❹ 初診3カ月後，トレシーバ®10単位で，朝食前140mg/dL前後，夕食前150～200mg/dL，HbA1c 8.4％まで改善。抗GAD抗体陰性を確認。DPP-4阻害薬を追加。以後，紹介元医院にフォローを依頼し，循環型連携で病院でも定期受診。

↓

❺ 初診8カ月後，トレシーバ®12単位，DPP-4阻害薬によりHbA1c 6.5％に改善。低血糖症状は認めないが，夕食前血糖100mg/dL未満を何回か認め，トレシーバ®9単位に減量。HbA1c 7.0～7.5％程度までの上昇は許容の範囲内という方針を紹介元医院と確認しあう。

↓

❻ その後，トレシーバ®9単位，DPP-4阻害薬によりHbA1c 6.8～7.7％で推移。

文 献

1) Marso SP, et al：N Engl J Med. 2017；377(8)：723-32.
2) SANOFI：Sanofi's Toujeo® met main objective in head-to-head study versus insulin degludec.（2018年7月閲覧）
http://mediaroom.sanofi.com/sanofis-toujeo-met-main-objective-in-head-to-head-study-versus-insulin-degludec/
3) Oikawa Y, et al：Endocr J. 2017；64(2)：163-70.

（辻野元祥）

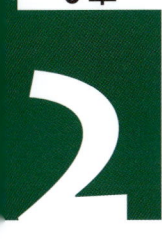
2 経口血糖降下薬服用時にインスリンを導入するタイミング

POINT

▶インスリン導入の絶対的適応と相対的適応を知る。

▶インスリン導入の前に，まず食事療法・運動療法を見直し，そして1型糖尿病や悪性腫瘍のスクリーニングを行うことが重要である。

▶インスリンの絶対的適応でない場合でも，早期に導入して血糖コントロールをすれば，合併症予防に寄与すると思われる。

1　インスリン導入の絶対的適応と相対的適応を知る[1]

絶対的適応

①インスリン依存状態

②高血糖性の昏睡（糖尿病ケトアシドーシス，高血糖高浸透圧症候群，乳酸アシドーシス）

③重度の肝障害，腎障害を合併しているとき

④重症感染症，外傷，中等度以上の外科手術（全身麻酔施行例など）のとき

⑤糖尿病合併妊婦（妊娠糖尿病で，食事療法だけでは良好な血糖コントロールが得られない場合を含む）

⑥静脈栄養時の血糖コントロール

相対的適応

①インスリン非依存状態の例でも，著明な高血糖（たとえば，空腹時血糖250mg/dL以上，随時血糖350mg/dL以上）を認める場合

②経口薬療法のみでは良好な血糖コントロールが得られない場合

③やせ型で栄養状態が低下している場合

④ステロイド治療時に高血糖を認める場合

⑤糖毒性を積極的に解除する場合

2 　外来でインスリン療法の導入を検討する前に

■外来で経口血糖降下薬使用中の2型糖尿病患者において，前述の導入適応に該当する場合，インスリン導入を考慮する。しかし，インスリン導入の前には以下の2点について考慮されたい。

■第1に，いかに糖尿病の薬物療法が進歩しようとも，糖尿病治療の基本は食事療法と運動療法であるという点。コントロールが改善しないときに最初に行われるべきことは，この両者の徹底である。

■栄養士による栄養指導が行える場合は栄養指導を，行えない場合は近隣の病院などで開催されている糖尿病教室を利用するのもひとつの方法である。日本糖尿病学会の認定教育施設であれば，糖尿病教室の設置が義務づけられており，多くの場合は院外の患者にも開放されている。日本糖尿病学会ホームページで認定教育施設を検索することが可能である(http://www.jds.or.jp/modules/shisetsu/)。

■第2に，コントロールが改善しないとき，「他の疾患により血糖が上昇しているという可能性の除外」を行うべきという点。

■2型糖尿病としてフォローされていても，経過中に緩徐進行1型糖尿病を発症するケースがある。血液検査に，随時血糖と同時に血清Cペプチド，そして抗GAD抗体を追加する。抗GAD抗体が高値であれば緩徐進行1型糖尿病の診断となる。高齢者でもしばしばみられるため，注意が必要である。

■悪性腫瘍による血糖の高値も除外されなくてはならない。糖尿病患者が悪性腫瘍の高リスク群であることは広く知られており，膵癌，大腸癌，腎癌などが高リスクである[2]。

■悪性腫瘍はインスリン抵抗性の増加などを経て高血糖をもたらす。たとえば，膵癌を発症すると1年前に比してHbA1cが2％増加するとの報告もある。臨床症状，一般血液検査のみからこれらの悪性腫瘍を診断するのは困難であるため，腹部エコー，便潜血検査などによる悪性腫瘍のスクリーニングが推奨される。

■以上を施行した後にインスリン療法を考慮する。

3 　インスリン導入を行うタイミング

■本項の冒頭で示したインスリン導入の適応について説明する。一般内科外来においては絶対的適応の③および④，相対的適応の①，②および⑤がよくみられる症例である。

■肝障害・腎障害について，特に患者の高齢化に伴い，腎障害のリスクは高まってきている。経口薬として頻用されるビグアナイド系薬，長時間作用型スルホニル尿素薬，SGLT2阻害薬などは，腎障害の症例では投与禁忌とされる薬剤が多い。経口薬投与中に血糖コントロールが良好であっても，腎障害が進行してきた場合，投与禁忌の経口薬

は中止せざるをえない。その後に血糖のコントロールがつかなければインスリン導入の適応となる。

■感染症の合併，外科手術の術前も一般内科外来でよく遭遇する症例である。ただし，この場合は原疾患の管理も併せて必要となるため，それを担当する専門医療機関に紹介とするのがベストである。

■相対的適応の症例が最も判断に迷うと言える。①のように基準が明確に示してあれば判断の助けになるが，②や⑤のような症例では明確な基準がなく，現場ではしばしば判断に迷う。

■また前述したように，コントロールが悪化している症例に対して栄養指導・食事指導の再試行をし，さらに悪性腫瘍のスクリーニングを行えば，それだけでも2〜3カ月を要してしまう。

■しかしそうであっても，糖尿病の治療目標は「合併症進展の予防」にあること，そして特に糖尿病性細小血管障害（いわゆる「三大合併症」）の発症は高血糖が続いた時間に比例していることを考えれば，可及的速やかにインスリンを導入するメリットは大きい。

■特に高齢者においては，内服薬の種類が増加するほど薬による有害事象が増えていく上，内服のコンプライアンスも落ちていく。既に3〜4種類の内服を行っても血糖コントロールがつかない症例に対し，もう1剤，もう1剤と加えることは避けるべきである。

■HbA1cがどの程度でインスリン導入を考慮するかについて，定まった基準はない。ただ，一般に低めのHbA1cからインスリン導入を行った症例ほど早期にインスリンから離脱できる。島田[3]はインスリン導入の基準として，HbA1c 8%以上が継続していることを提案している。

■特に高齢者の場合，外来でインスリン導入を行う簡便な方法として，持効型インスリン1回打ちがある。内服薬を残したまま昼に外来で手技を確認しながら2〜4単位1回打ちなどで導入し，徐々に単位数を増やしていく。低血糖のリスクが小さく[4]，高齢者に対して安全に導入する上では優れている。

4　実際の症例

症例①　50代女性，BMI 28

1 パート勤務。15年前から糖尿病の指摘があり，近医で内服加療開始。一時インスリン使用の経験あり。その後インスリンから離脱，内服治療開始となった。

↓

2 血糖コントロールが悪化。当院紹介前にHbA1c 12.3%に達し，口渇を自覚するようになった。受診前の内服薬はアマリール®1mg，グラクティブ®50mg，メデット®500mgであった。

↓

3 当院紹介となり，外来にて教育入院を勧めたが拒否。外来で栄養指導を開始した。

↓

4 3カ月間栄養指導を行いつつ経過をみたが改善はなく，HbA1c 13.7%に達した。説得の末，教育入院に同意を得て，入院の上インスリン導入の開始となった。

↓

5 2週間の教育入院。内服は中止し，強化インスリン療法を導入し退院とした。退院時インスリンは，ノボラピッド®朝前6単位，昼前4単位，夕前4単位，眠前にトレシーバ®12単位を投与した。

↓

6 外来で6カ月経過をみるうちにHbA1c 6%台に低下。メトグルコ®の投与を開始・増量し，徐々にインスリン投与量を減らしていった。

↓

7 1年経過し，ノボラピッド®はすべて中止となり，ベイスン®内服に切り替わった。トレシーバ®の減量には成功したが，8単位1回打ちで継続している。一度，ジャディアンス®の内服を試したが陰部瘙痒感が強く中止した。患者本人は「日中のインスリン注射がなくなり，負担感が減った」と喜んでおり，HbA1c 6〜7%台前半で維持できている。

症例② 90代男性，BMI 20

1 無職。長男夫婦と同居。2型糖尿病，前立腺癌（化学療法中），脳梗塞後遺症，慢性心房細動，うっ血性心不全で通院加療中。自力歩行可能。耳は遠いが意思表示は非常にはっきりしている。几帳面な性格で外来には自身の生活記録をノートに書いて持参していた。腎硬化症があり，血清クレアチニンはおおむね1.5mg/dL前後で推移していた。HbA1cはトラゼンタ®内服下で8%台が続いていたが，高齢でもありこれ以上の加療はされていなかった。

↓

2 脳梗塞を発症し，他院に緊急入院して加療。この治療中にうっ血性心不全が悪化し，利尿薬が増量された。これを契機に血糖値が増悪し，随時血糖でほぼ常時600mg/dL以上が続くようになった。口渇・倦怠感の訴えが強くなり，当院に紹介となった。

↓

3 90歳代と高齢であるが，理解力はしっかりしており，入院の上で加療開始とした。しかし，さすがにインスリン手技の習得には時間を要し，合計22日間の入院を必要とした。インスリンはランタス®の6単位眠前1回打ちとした。トラゼンタ®を継続，シュアポスト®の投与も追加したが，血糖値は朝前・夕前は150mg/dL前後，昼は220mg/dL前後で推移した。ただし患者のADL・年齢を考慮し，このコントロール状況で退院とした。

↓

4 自覚症状は改善し，外来でもHbA1c 7%台後半で推移した。ランタス®はのちに4単位に減量。

特に低血糖の発症もなく推移した。3年間当院への通院を続けたのち，往診可能な診療所に逆紹介とした。

文 献
1）日本糖尿病学会，編：糖尿病治療ガイド2016-2017. 文光堂, 2016.
2）Chen Y, et al：Diabetologia. 2017；60(6)：1022-32.
3）島田 朗：インスリン療法. 第55回日本糖尿病学会関東甲信越地方会教育セミナー. 2018年1月20日.
4）Holman RR, et al：N Engl J Med. 2009；361(18)：1736-47.

（本城　聡）

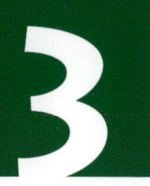

インスリン療法時のシックデイ対策

POINT

▶シックデイとは，糖尿病療養中に様々な原因に基づく発熱または消化器症状のため，十分な食事摂取が困難となる状況である。

▶インスリン療法中のシックデイについては，普段の外来から，患者だけでなく家族にも下記の内容について説明しておく。

▶最も重要なことは，最低でも各食前のタイミングで血糖自己測定（SMBG）を行うこと，そして血糖に応じてインスリン治療を継続することである。

▶可能な範囲で，水分，炭水化物，塩分を摂取する。

▶持効型インスリンは継続の方針。空腹時血糖150mg／dL程度を目標に適宜増減する。

▶個人的な提案ではあるが，超速効型インスリンは各食前で血糖150mg／dL未満ならスキップ，150〜250mg／dLなら1日総インスリン量（TDD）の10%を注射，250mg／dL超ならTDDの20%を注射する。

1 インスリン療法時におけるシックデイの対応

■シックデイをもたらす原因は様々である。発熱や明らかな炎症がなく，何らかの痛みあるいは精神的な要因によって食欲が低下する場合も含まれるが，このような場合はインスリンの継続が重要であっても，通常量のインスリン注射ではかえって低血糖を生じうる。反対に，発熱や何らかの炎症，外傷，熱傷などの状況では，血糖は上昇することが多いので，食事摂取がほとんどできない場合でも通常量に近い持効型インスリンの継続を必要とすることが多い。

■SMBGについて，普段は間欠的な測定で問題はないが，上記の理由からシックデイに際しては頻回のSMBGを必要とする。本来は，海外のガイドラインに記載されているように，患者自身による尿ケトンのチェックが望ましいが，本邦では普及しているとは言いがたい。

■摂取すべき水分，炭水化物，塩分を含むものとしては，以下のものがある。

• ある程度の経口摂取が可能な場合：おかゆ，おじや，うどん，など。

• 嘔吐や下痢などで上記の摂取が困難な場合：スポーツ飲料，少量ずつの果汁飲料，コン

ソメスープ，味噌汁，など。

- 持効型インスリンについては，海外のガイドラインにおいて「シックデイでも通常量を投与する」と記載されているものもあるが，前述のように状況によっては，通常量では低血糖を生じる可能性がある。そのため，通常量より1～2割少ない量で継続し，空腹時血糖をみながらゆるめの血糖目標（空腹時血糖150mg/dL程度）で適宜調整するのが実際的である。

- 超速効型インスリンについては，細かなSMBGと超速効型インスリンの追加が可能な患者では，『糖尿病治療ガイド2018-2019』[1)]に下記のように記載されている。

- 「自己測定により血糖値の動きを3～4時間に1回ずつ測定し，血糖値200mg/dLを超えてさらに上昇の傾向がみられたら，その都度，速効型または超速効型インスリンを2～4単位追加するように指示する。」

- 上記の指示が受け入れられる患者では，最良の手段と考えられる。3～4時間ごとの測定が難しい場合は，pointに述べたような各食前のタイミングごとの測定による対処を患者に指導している。

- シックデイでも最小限の経口摂取，SMBGおよびそれに基づくインスリン調整をすることができ，血糖値もそれほど高くない場合は在宅でしのぐことも可能であるが，以下に挙げる症状がある場合は決して無理をせずに来院するよう指示しておく。独居の高齢者など，自力でのSMBGやインスリン調整が不可能な場合も，可能な限り入院，経過観察が望ましい。

以下の症状がある場合は医療機関を受診するよう伝える

1）発熱
2）消化器症状（嘔吐，下痢，腹痛など）
3）経口摂取が困難
4）脱水症状が強い
5）意識レベルの変容
6）随時血糖350mg/dL以上が持続
7）社会的な事情で自力でのSMBGやインスリン調整が不可能

2　実際の対応例

症例①　68歳男性

1 身長168cm，体重65kg。40歳時発症の2型糖尿病。発症時は体重80kgであったが，経過中，緩やかに減少し現在に至っている。現在は1,700kcalの食事療法とともに，アピドラ®（7-5-10），トレシーバ®（0-0-12），トラゼンタ®5mg，メトグルコ®750mgで，直近のHbA1cは7.4%で推移。単純網膜症，腎症2期（尿中Alb 45.6mg/g・CRE），神経障害なし。

2 昨日から水様下痢，37℃台前半の発熱，食欲低下が出現。「インスリンはどのようにしたらよいか？」との問い合わせがあった。妻に稲庭うどんをつくってもらい，通常量の3分の1くらい摂取している。アピドラ®（4-4-4），トレシーバ®（0-0-10）に減量し，朝食前血糖180mg/dL，昼食前血糖183mg/dL，夕食前血糖178mg/dLとのこと。最小限の食事が摂れているので，アピドラ®（6-6-6），トレシーバ®（0-0-12）への増量とトラゼンタ®5mg，メトグルコ®750mgの中止を指示。

3 朝食前血糖150〜160mg/dL，昼食前血糖140〜160mg/dL，夕食前血糖150〜170mg/dLで推移。4日後には下痢が回復し，食欲も戻ってきたということで，服薬量をもとのアピドラ®（7-5-10），トレシーバ®（0-0-12）に戻し，トラゼンタ®5mg，メトグルコ®750mgを再開した。

症例②　82歳女性

1 身長154cm，体重55kg。76歳時発症の2型糖尿病。市役所勤務の長女と同居。1,300kcalを指示され，長女が見守り注射するヒューマログ®ミックス50（12-0-8）で直近のHbA1cは7.8%。

2 38.0℃の発熱と咽頭痛，食欲不振でかかりつけの診療所を受診。インフルエンザ陰性。一般状態は比較的良好で，来院時の随時血糖278mg/dL，尿ケトン陰性。

3 食欲はないが水分摂取は可能。入院は希望しなかったため，おかゆ，インスタントの味噌汁などの摂取とともに，ヒューマログ®ミックス50（10-0-5）で継続を指示。朝食前血糖160〜170mg/dL，夕食前血糖180mg/dL前後で推移。

4 4日後に解熱。翌日からは食欲も回復し，通常食の8割ほどを摂取できるようになった。ヒューマログ®ミックス50（12-0-6）に増量。病後8日目には，通常量の（12-0-8）に戻した。

文 献

1）日本糖尿病学会：糖尿病治療ガイド2018-2019. 文光堂, 2018, p77.

（辻野元祥）

4 GLP-1受容体作動薬導入を考えるべき様々な状況

POINT

▶ GLP-1受容体作動薬は血糖改善のみならず，体重減少や臓器保護など様々な効果が期待できる。

▶「短時間作用型」と「長時間作用型」で製剤の特徴は異なる。

▶ 患者の服薬アドヒアランスを考慮した際，週1回製剤は有用な選択肢となりうる。

▶ 優れた血糖改善効果を有するが，インスリン製剤の代替にはならない。

1 適格例と不適格例を知ろう

◎ 適格例

1 コントロールが良くないが，体重を増やしたくない肥満症例

2 頻回注射を希望しない，もしくはできない症例

⊠ 不適格例

1 著しい高血糖状態

2 内因性インスリン分泌が枯渇した症例

3 サルコペニアが懸念される高齢者

✓ 副作用および注意点

1 導入初期に悪心を生じることがあるが，徐々に軽減していくことも多い。

2 シックデイの際には休薬する。

3 腎機能低下例には製剤によって使用の可否が異なる。

GLP-1 受容体作動薬の種類 [1]

一般名	商品名	血中半減期（時間）	作用時間	1筒中の含有量	1日の使用量
▼1日1～2回					
リラグルチド（遺伝子組換え）	ビクトーザ皮下注18mg	13～15	＞24時間	18mg	0.9mg
エキセナチド	バイエッタ皮下注5μgペン300 バイエッタ皮下注10μgペン300	1.4（5μg） 1.3（10μg）	8時間	300μg	10～20μg
リキシセナチド	リキスミア皮下注300μg	2.12（10μg） 2.45（20μg）	15時間	300μg	10～20μg
▼週1回					
エキセナチド（持続性注射剤）	ビデュリオン皮下注用2mgペン	― [注1]	― [注1]	2.76mg	2mg[注2]を週に1回
デュラグルチド（遺伝子組換え）	トルリシティ皮下注0.75mgアテオス	108	― [注3]	0.75mg	0.75mgを週に1回
セマグルチド（遺伝子組換え）	オゼンピック皮下注2mg	145（0.5mg） 163（1.0mg）	＞1週間	2.01mg	0.5mgを週に1回[注4]

注1）徐放製剤のため，該当データなし
注2）本剤1キットを投与する場合，投与される薬液はエキセナチドとして2mgを含む
注3）持続性製剤のため，該当データなし
注4）効果不十分な場合には週1回1.0mgまで増量することができる

（文献1より転載）

2　作用機序の概略

- GLP-1（glucagon-like peptide-1）は小腸下部のL細胞から分泌されるホルモンである。膵β細胞における血糖依存性のインスリン分泌を増強し（図1）[2]，また，膵α細胞におけるグルカゴン分泌を抑制する作用を持つ。生理的なGLP-1は体内のDPP-4（dipeptidyl peptidase-4）により速やかに分解されてしまうが，GLP-1受容体作動薬はGLP-1のアミノ酸配列を変更したり脂肪酸を付加したりすることにより，DPP-4による分解を受けにくくした薬剤である。

- GLP-1によるインスリン分泌の増強は，上記のような膵における直接作用のほか，膵β細胞への迷走神経遠心線維を刺激して作用する経路も存在する[3]。また，GLP-1は脳に直接作用して食欲抑制効果を発揮するが，迷走神経求心路を介した経路も存在する[4]。

- 図2[5]に基礎研究から期待されるGLP-1の作用を示すが，GLP-1受容体作動薬は血糖改善効果だけでなく，食欲抑制，胃内容排出遅延，臓器保護（膵臓，心臓，腎臓など），脂肪肝改善など様々な効果が期待できる薬剤である。

- LEADER試験ではリラグルチド群で心血管死，非致死性心筋梗塞，非致死性脳卒中の複合エンドポイントが有意に抑制されており[6]，GLP-1受容体作動薬による大血管障害の発症予防・進展抑制が示唆される（ただし，LEADER試験でのリラグルチドの用量は本邦のものとは異なることに注意）。

- セマグルチドを用いたSUSTAIN 6試験においても，LEADER試験と同様に心血管死，非致死性心筋梗塞，非致死性脳卒中の複合エンドポイントの有意な抑制が示されている[7]。

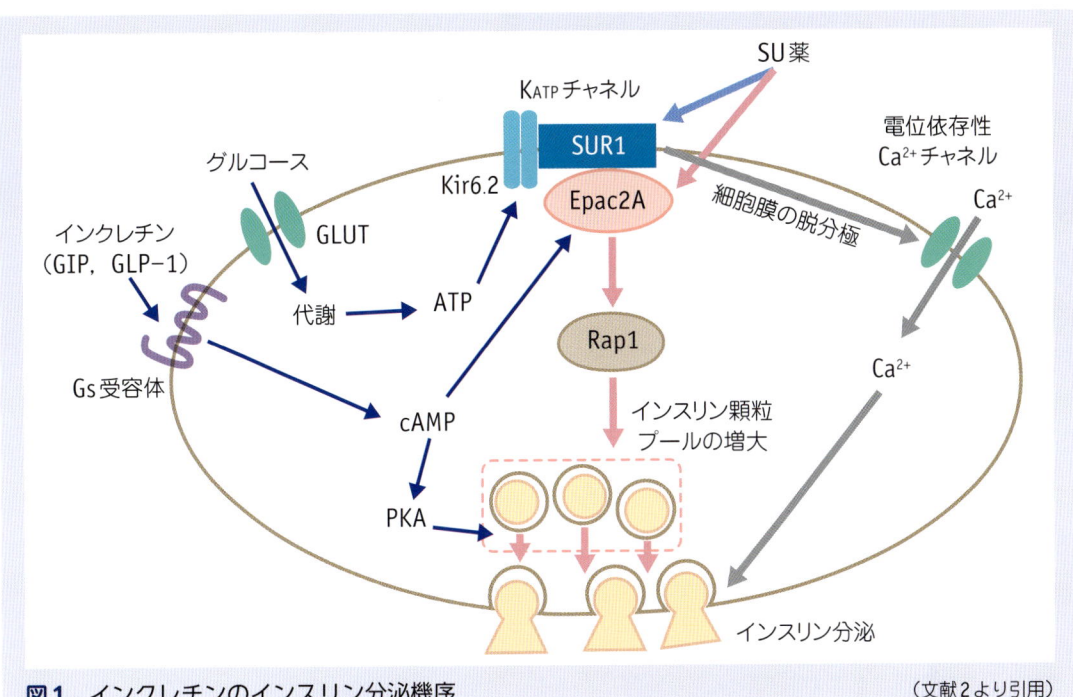

図1 インクレチンのインスリン分泌機序 （文献2より引用）

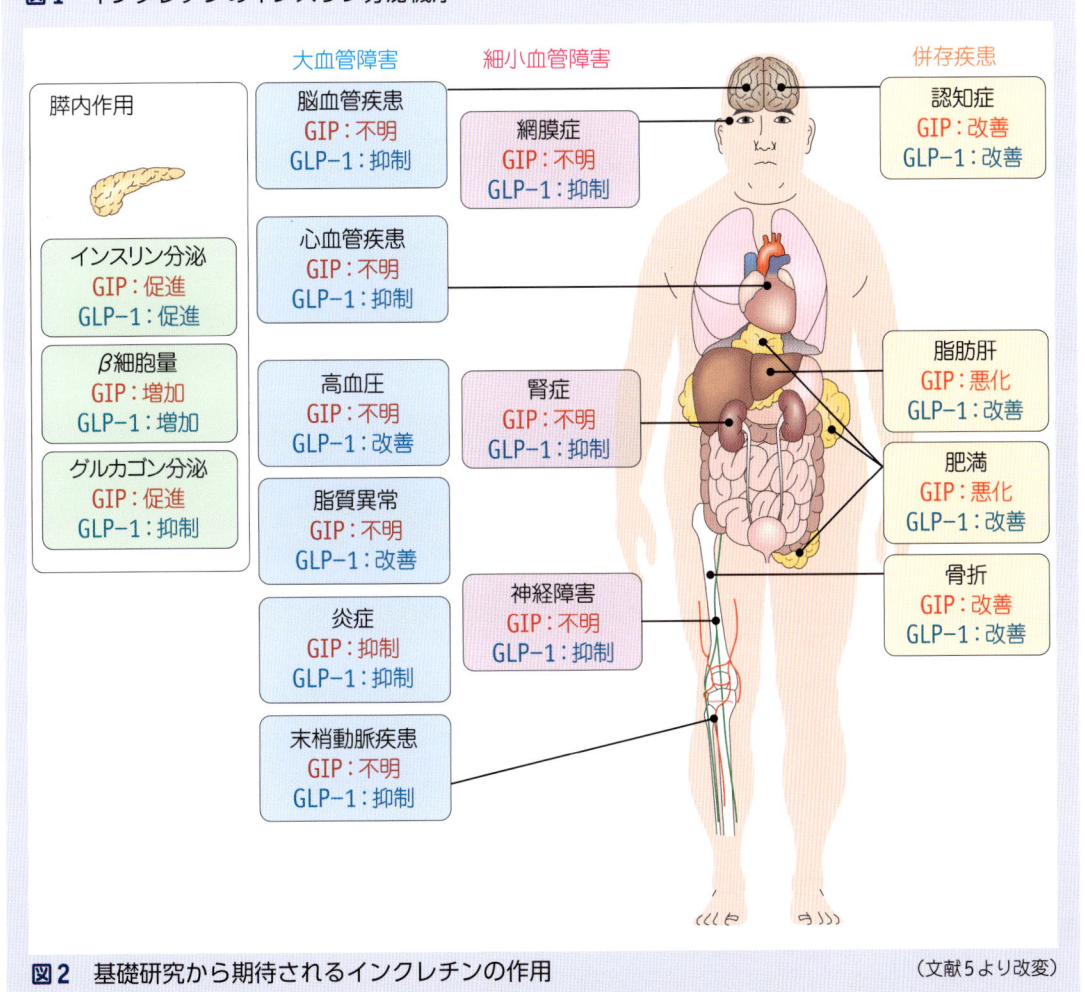

図2 基礎研究から期待されるインクレチンの作用 （文献5より改変）

3 GLP-1受容体作動薬を使用するコツ

- 本邦で使用できるGLP-1受容体作動薬は6種類であるが，その作用時間により，「短時間作用型」のエキセナチド，リキシセナチド，「長時間作用型」のリラグルチド，持続性エキセナチド，デュラグルチド，セマグルチドに分類できる。

- 短時間作用型は食後血糖改善効果に優れ，長時間作用型は空腹時血糖改善効果に優れる[8]。胃内容排出抑制効果は短時間作用型で顕著である。長時間作用型でも導入当初は胃内容排出抑制効果がみられるが，タキフィラキシー（急性の脱感作）によって速やかにその効果は減弱する。したがって，短時間作用型のほうが悪心などの消化器症状が出現しやすい。同様の理由で，長時間作用型における悪心症状は経過とともに減弱することもしばしば経験する。

- 基本的には経口血糖降下薬でコントロールが不良の患者に使用することになるが，GLP-1受容体作動薬は体重減少効果が期待できる（少なくとも体重増加作用がない）ことから，肥満を合併した患者により適している。罹病期間が短い症例で効果が得られやすいことも指摘されており，医療費の問題はあるが，早期からの積極的な使用も一考に値する。

- リラグルチド，リキシセナチド，デュラグルチド，セマグルチドはインスリン製剤との併用が可能である。

- 本邦と欧米とで用量に差異があるため，注意が必要である。食欲抑制効果については，バイエッタ®やビデュリオン®のような欧米と同量で使用できる製剤のほうが優位である。

- 患者のアドヒアランスを考慮した際には，週1回製剤は有用な選択肢となりうる。また，自己注射が困難で介護者が注射する必要がある症例（例：高齢で認知症のある患者）においても，週1回製剤は有効である。デュラグルチドはデバイスも簡便であり，注射手技習得も比較的容易である。

- GLP-1受容体作動薬は食欲抑制効果もあることから，サルコペニアに陥っているような症例で，体重減少傾向がみられる場合には中止を検討すべきである。

- 随時血糖300mg/dL以上のような著しい高血糖の場合には，GLP-1受容体作動薬は十分な効果を得られないことが多く，強化インスリン療法などで糖毒性を解除した後にGLP-1受容体作動薬を開始したほうがよい。

- GLP-1受容体作動薬は優れた血糖改善効果を有するが，インスリン製剤の代替とはならない。すなわち，内因性インスリン分泌が低下した症例では，血糖降下作用が得られないばかりでなく，糖尿病ケトアシドーシスの危険もあり注意が必要である。

- GLP-1受容体作動薬単独では低血糖の可能性はきわめて低いが，シックデイの際には悪心などの消化器症状が懸念されることから，中止するのが無難である。

- 腎機能低下例においては，製剤によっては禁忌の症例もあり注意が必要である（**表1**）。

表1 各GLP-1受容体作動薬の腎機能障害患者への投与

一般名	腎機能障害
リラグルチド	慎重投与
エキセナチド	重度腎機能障害で禁忌 中等度／軽度は慎重投与
持続性エキセナチド	重度腎機能障害で禁忌 中等度／軽度は慎重投与
リキシセナチド	重度腎機能障害または末期腎不全で慎重投与
デュラグルチド	―
セマグルチド	―

（各製剤のインタビューフォームより）

4 実際の使用症例

症例① 50代男性，BMI 27.8

1 会社員。身長180cm，体重90.2kg。30代前半に発症した2型糖尿病。神経障害あり，単純網膜症，腎症1期。

↓

2 グリメピリド1mg，シタグリプチン100mgを内服し，HbA1c 7.4%。体重が増加傾向であったため，エキセナチドLARを導入した。グリメピリドは0.25mgに減量した。

↓

3 導入6カ月後にはHbA1c 6.2%，体重83.8kgとなった。

↓

4 導入12カ月後もHbA1c 6.4%と良好な値であった。体重はやや増加し85.2kgとなったが，導入前より減量した状態で維持できた。

症例② 80代男性，BMI 18.8

1 独居。身長163cm，体重50kg。50代後半に発症した2型糖尿病。発症当時はHbA1c 9%程度。

↓

2 食事療法，運動療法，ボグリボース内服でHbA1c 6%台に改善。

↓

3 X−6年頃からアログリプチンが追加され，HbA1c 7%台で経過。

↓

4 服薬アドヒアランス低下，食事療法が不良となり，X−2年にはHbA1c 9%台，X−1年には10%台となった。

↓

5 甥（患者の自宅から車で20分ほどの所に居住）の説得により，X年6月，当院当科紹介受診。初診時HbA1c 12.4%。

↓

6 MMSE 21点の認知症が判明。アログリプチン，ボグリボースを中止し，デュラグルチドを導入した。注射は甥が実施することにした。

↓

7 徐々にHbA1cは改善し，X年12月（半年後）にはHbA1c 7.4%となった。

症例③　80代女性，BMI 25.3

1 独居。身長158cm，体重63.2kg。70代前半に発症した2型糖尿病。他院でグリメピリド6mg，メトホルミン500mg，アログリプチン25mgが処方されていた。三大合併症なし。

↓

2 転居のためA医院を受診した際，随時血糖400mg/dL台，HbA1c 13.7%のため当院紹介受診。

↓

3 MMSE 10点と認知症あり。入院が困難な状態であったため，外来でインスリンデグルデクを導入した。注射は付き添いの長女（患者の自宅近辺に居住）が実施することにした。メトホルミンは中止し，グリメピリドは2mgに減量，アログリプチンは継続した。

↓

4 インスリンデグルデク70単位/日まで漸増し，2年半後にはHbA1c 10%前後まで改善したが，それ以上の低下がみられなかった。アログリプチンを中止し，デュラグルチドを導入した。

↓

5 徐々にHbA1cの低下がみられ，グリメピリドは漸減中止した。デュラグルチド導入1年後にはHbA1c 7.8%と改善した。

文献

1) 日本糖尿病学会 編・著：糖尿病治療ガイド2018-2019. P.73, 文光堂, 2018.
2) 柴崎忠雄, 他：日内会誌. 2011;100(5):1418-24.
3) 中里雅光：日内会誌. 2011;100(4):928-33.
4) Ueno H, et al：J Diabetes Investig. 2016;7(6):812-8.
5) Seino Y, et al：J Diabetes Investig. 2013;4(2):108-30.
6) Marso SP, et al：N Engl J Med. 2016;375(4):311-22.
7) Marso SP, et al：N Engl J Med. 2016;375(19):1834-44.
8) Meier JJ：Nat Rev Endocrinol. 2012;8(12):728-42.

（佐藤文紀）

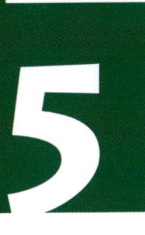

5 血糖自己測定の結果からインスリン量をどのように調整するか

POINT

▶血糖コントロールが良好であれば頻回の血糖自己測定（SMBG）は必ずしも必要とはならない。

▶血糖コントロールが不良（HbA1c＞7.5%），あるいは低血糖が頻発する場合は，SMBG を有効活用する必要がある。

1 SMBGを，いつ，どのくらいの頻度で指示するか

■以下に，血糖自己測定（self-monitoring of blood glucose；SMBG）を指示するタイミングと頻度を提示する。

> • 強化インスリン療法：週2日，1日4回（各食前＋眠前）
> • それ以外：週2日，1日3回（各食前）
> 可能なら月2日程度でよいので，1日6回（各食前＋食後2時間）測定の日を設ける。

■外来受診時の採血では知りえない情報として，夕食前後や眠前血糖，1日の血糖推移や低血糖症状時の血糖値などがある。2型糖尿病では月60回までのSMBGが可能であり，週2日の1日3回（各食前）ないし4回（各食前＋眠前）の血糖測定と，月2日の1日6回（各食前＋食後2時間）の血糖測定を行うことにより，これらの情報を補完してインスリン単位の調整に役立て，また低血糖症状時用の予備も確保できることになる。

■持効型製剤と内服療法を組み合わせたbasal supported oral therapy（BOT）では，毎日1日1回朝食前血糖を測り，それをもとに持効型製剤の投与量を調整するというケースも多いと思われるが，以下のような場合があり注意する必要がある。

症例① 67歳女性，BMI 22.0

1 2型糖尿病。治療内容はインスリングラルギン（6-0-0），メトホルミン1,500mg。外来受診時（午前10時）の随時血糖166mg/dL，HbA1c 7.4%。

	朝前	後（2h）	昼前	後（2h）	夕前	後（2h）
2/1						
2/2	138		83		119	
2/3						
2/4						
2/5	134		85		84	
2/6						
2/7						
2/8						
2/9	135		145		104	
2/10						
2/11						
2/12	142	186	82	254	92	179
2/13						

2 BOTでは本症例のように朝食前血糖より昼・夕食前血糖が低い場合があり，朝食前の血糖測定結果のみをもとにインスリン単位を調整すると，日中に低血糖をきたす危険性がある。また，食後2時間測定を追加することで，隠れた食後高血糖を拾い上げ，治療に結びつけることができる。

3 本症例では α-GI を追加し，食後高血糖は改善した。

2 SMBGの結果から，どのインスリンを調整するか

■ 以下に，責任インスリン法の考え方をもとにしたインスリン調整法を示す。

- 朝食前血糖が再現性をもって高い（低い）場合，持効型インスリンを増量（減量）する
- 昼食前血糖が再現性をもって高い（低い）場合，朝の超速効型インスリンを増量（減量）する
- 夕食前血糖が再現性をもって高い（低い）場合，昼の超速効型インスリンを増量（減量）する
- 眠前血糖が再現性をもって高い（低い）場合，夕の超速効型インスリンを増量（減量）する

■ 患者さんから「血糖が高い（低い）ときはインスリンを増やして（減らして）注射してもよいですか？」という質問を受けることがよくある。これは周術期などに行われるスライディングスケール法と同じ考え方で，決して誤りではないものの，なぜ血糖が高く

（低く）なったのかという根本的な原因を解決できない。そのため，責任インスリン法という考え方を用いてインスリンの調整を行う。

■責任インスリン法では，それぞれのインスリンがどのタイミングの血糖値に一番影響を与えているかをまず考える。超速効型インスリン（各食前）と持効型インスリン（眠前）を組み合わせた強化インスリン療法の場合，図1のようになる。

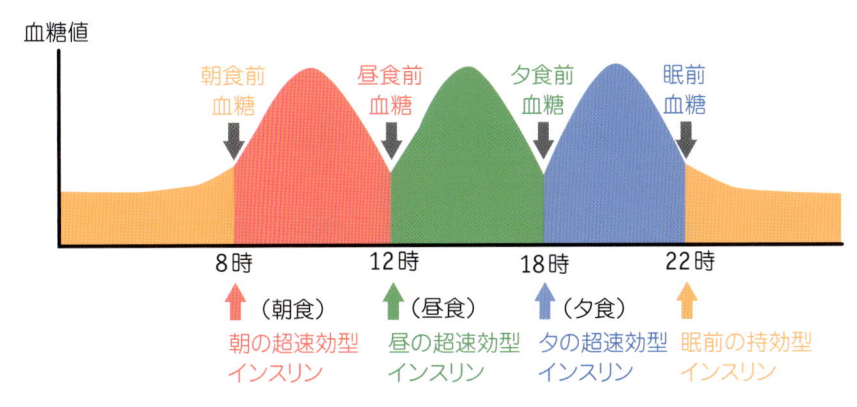

図1　注射したインスリンと血糖値の関係
注射した各々のインスリンが最も影響を与える時間帯の血糖値を同色で示している

■次にそれぞれのタイミングの血糖測定結果が，目標値を達成できているかどうかを分析する。朝食前血糖の目標値はHbA1c 7％未満をめざす場合には130mg/dL未満となり[1]，そのほかのタイミングの血糖はその前の食前血糖と同じ値が目標値となる。目標値より再現性をもって高い（低い）場合に，責任インスリンが不足（過剰）であると考え増量（減量）する。

■「再現性をもって高い（低い）」と判断する基準は，当院外来では高値の場合に3〜4回，低値の場合に2回連続して同じ傾向を認める場合としており，低血糖を回避することを重要視している。

症例② 62歳男性，BMI 24.5

1 2型糖尿病。治療内容はインスリンアスパルト（4-4-6），デグルデク（0-0-0-10）。外来受診時（午前10時）の随時血糖248mg/dL，HbA1c 8.6%。

	朝前	後（2h）	昼前	後（2h）	夕前	後（2h）	眠前
12/1							
12/2	162		258		179		199
12/3							
12/4							
12/5	189		232		194		186
12/6							
12/7							
12/8							
12/9	211		218		176		181
12/10							
12/11							
12/12	192	286	243	202	152	207	
12/13							

2 以下のようにSMBG記録を読み解く。

- 朝食前血糖は再現性をもって高く，眠前デグルデクは増量が必要。
- 昼食前血糖は朝食前と比べ再現性をもって高く，朝食前アスパルトは増量が必要。
- 夕食前血糖は絶対値としては高いが昼食前と比べると低く，昼食前アスパルトは減量が必要。
- 眠前血糖は夕食前と比べ再現性をもって高いわけではなく，夕食前アスパルトは変更不要。

3 何単位動かすか

■以下に，インスリンを調整する際の目安を示す。

- 1～2単位ずつ
- やせ型など，インスリン抵抗性が低い場合や低血糖リスクが高い場合は，1単位ずつの調整とする

■当院の外来では原則1～2単位ずつの調整を行っている。BMI 23以上の日本人では骨格筋においてインスリン感受性が有意に低下しているとされ[2]，BMI 23以上なら2単位ずつの調整とするが，やせ型でインスリン感受性が高い場合や，低血糖リスクが高い場合は1単位ずつの調整とする。高度肥満などインスリン抵抗性が非常に高い場合はこの限りではないものの，高血糖状態でインスリンを導入した際に糖毒性が解除されたこ

とで，また食事療法の遵守不良が原因で高血糖をきたしていたが，外来受診を契機に食事療法の遵守度が改善したことで血糖が急激に低下する場合があり，慎重な調整が必要となる。

■ 上記の症例②では，全体的にまだ血糖値が高く，BMI 23以上であることから，2単位ずつの調整とし，インスリンアスパルト（6↑-2↓-6），デグルデク（0-0-0-12↑）に変更した。

4　FreeStyle リブレ（FGM）の登場

■ 最後に，FreeStyle リブレ（FreeStyle Libre Flash Glucose Monitoring System；FGM）について言及する。FGMは2017年9月に認可され，「指先穿刺による採血が不要な血糖測定器」として話題となり，患者さんから質問を受ける機会も多くなっている。しかし，FGMは決して「指先穿刺による採血が不要な血糖測定器」ではなく，結果の解釈に注意する必要がある。

■ FGMとSMBGの決定的な違いは，その測定対象である。SMBGは血液中の糖濃度，すなわち血糖値を直接測定しているのに対して，FGMは皮下間質液中の糖濃度を測定し，そこから推定される血糖値を表示している。皮下間質液中の糖濃度の変化は，血液中の糖濃度と比較して5〜10分程度遅れるため[3]，**図2**のように血糖値が急に上昇ないし低下している場合，FGMの値はSMBGの値を後から追随する形になり，血糖値の変化速度が速いほど非正確となる。

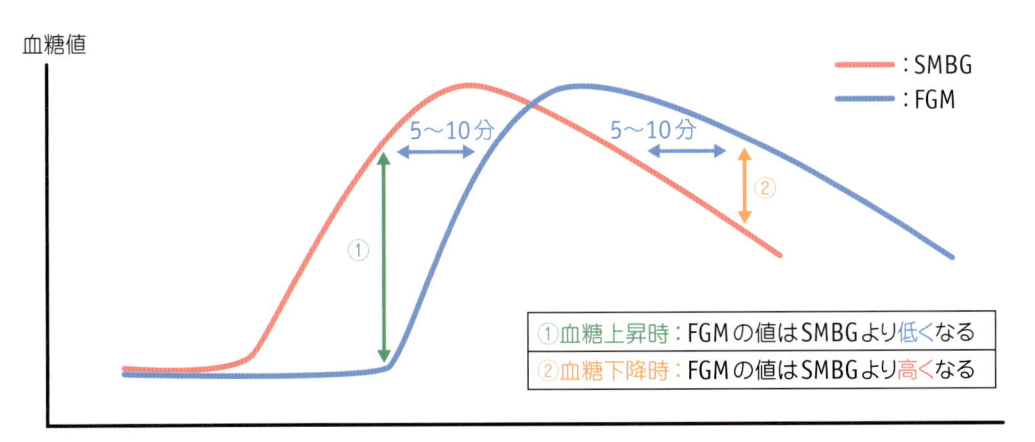

図2　SMBGとFGMの違い
値の差は①のように血糖値の変化速度が速いときのほうが大きい

■ また，SMBGは一般的に低血糖時や高血糖時の正確性が落ちるとされるが，FGMの正確性はSMBGとの比較で検証されており，同様の傾向を有すると考えられている。し

たがって，FGMの結果のみに基づいてインスリンを調整することは推奨されず，あくまでSMBGを行うきっかけ，あるいは就寝中などSMBG実施が困難な時間帯の情報を補完する役割と考えることが重要となる。

文 献

1) 日本糖尿病学会：熊本宣言2013—あなたとあなたの大切な人のために Keep your A1c below 7%. 2013年.
2) Takeno K, et al:J Clin Endocrinol Metab. 2016；101(10)：3676-84.
3) Rebrin K, et al:J Diabetes Sci Technol. 2010；4(5)：1087-98.

（川﨑元樹）

6 注射製剤使用時の保険請求はどのように行うのか

POINT

▶ 保険診療は保険者との契約診療である。各保険者によって多少の見解の相違はある。

▶ 在宅自己注射指導管理料はインスリン，GLP-1受容体作動薬，グルカゴンを使用する場合に算定する。

▶ 在宅自己注射指導管理料を最初に算定する場合，導入初期加算が算定できる。

▶ GLP-1受容体作動薬の併用薬は多岐にわたっているので熟知することが肝要である。

1　保険診療とは

■ 保険診療とは，保険者と保険医療機関との間で交わされた公法上の契約に基づく契約診療である。しかしこの契約（約束事）が，「国保と社保」「各都道府県」で多少見解が異なる場合があることをまずご理解頂きたい。

■ 在宅医療とは「病院外」で行うすべての医療である。

■ 在宅医療と介護保険の関係として，要介護者・要支援者に対する訪問介護，訪問リハビリテーション，訪問薬剤管理指導，訪問栄養食事指導については，介護保険が優先し医療保険では算定できない。

2　在宅自己注射指導管理料の留意点

■ **表1**[1) に在宅自己注射指導管理料について示した。

■ 「複雑な場合」とは，インスリンポンプ療法の場合を指す（本項では詳細を省く）。

■ インスリンの保険請求上の留意点を以下に示す。

①インスリン，GLP-1受容体作動薬，グルカゴン等使用の場合算定する。初診月でも算定可能。

②在宅自己注射指導管理料は院内，院外処方どちらも750点または650点である（注射指示回数による）。

表1　在宅自己注射指導管理料

1. 複雑な場合	1,230点
2. 1以外の場合　　イ　月27回以下	650点
ロ　月28回以上	750点
1以外の場合については，難病外来指導管理料との併算定を可能とする	
3. 導入初期加算	580点

（文献1より引用）

③在宅自己注射に用いるインスリンを支給した場合は「薬剤」の項に総点数を記載し，「摘要」欄に総支給単位数，支給日数を記載する。

■インスリンとGLP-1受容体作動薬について，詳しくは他項をご参照頂きたい。

①DPP-4により不活性化されないGLP-1作用を持つペプチドでこれを注射する。

②在宅自己注射指導管理料，導入初期加算および血糖自己測定器加算を算定可能。

■在宅自己注射指導管理料は，インスリンを少量しか打たないためインスリンを出さない月でも算定できるが，必ず前回の処方日，処方量，投薬日数を記載の上，「インスリン残あり」と注釈を加える。ただし，来院しない月は算定不可。

■注入器を渡しているので，注入器加算300点を算定（初診月でも可，渡した月のみ算定可）する。注射針は別途加算できる。携帯用注入器は医療機関のみで取り扱う（そうでないと自費になり，患者負担が多くなる）。

■注射針加算については以下の通りである。

- 1型糖尿病等で1日の自己注射回数が4回以上の場合：200点
- 2型糖尿病：130点

院内処方のみ算定する。カートリッジおよびキット製剤のみ。

■アルコール綿を含む。

3 異なる疾患の在宅自己注射指導管理料

■2以上の保険医療機関において，同一の患者に異なる疾患の在宅自己注射指導管理*を行っている場合，それぞれ当該指導管理料を算定できることとする。

*ヒト成長ホルモン，インターフェロン製剤，ヘパリンカルシウム製剤など

4 導入初期加算

■在宅自己注射の導入前に，入院または2回以上外来，往診もしくは訪問診療により，医師による十分な教育期間をとり，十分な指導を行った場合に限り算定する。指導内容を詳細に記載した文書を作成し，患者に交付する。

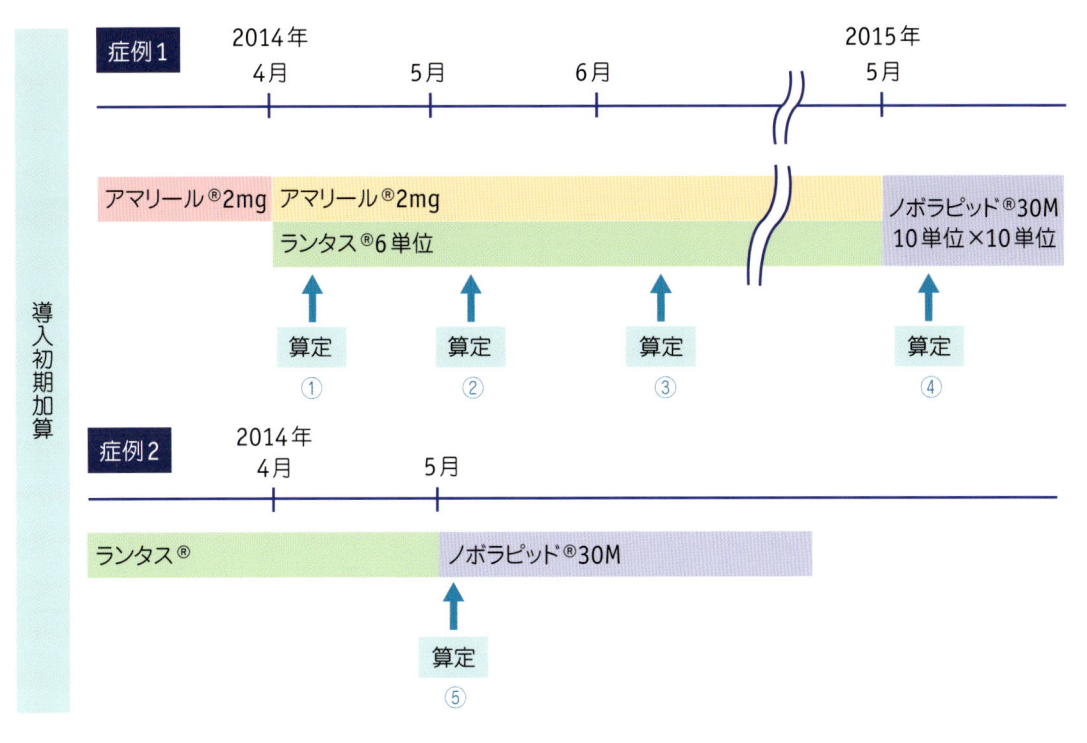

図1 導入初期加算の例

- **図1**に導入初期加算の例を示す。
- 在宅自己注射を導入した患者に対し，導入初期加算として580点を初回の指導を行った月から3カ月の間，月1回算定できる（算定①②③）。
- 導入初期加算について，処方内容（一般的名称）に変更があった場合には，指導を行った日の属する月から起算して1カ月を限度として，1回に限り導入初期加算を算定できる（算定④⑤）。なお，過去1年以内に使用した一般名が同じ薬剤に変更した場合は，算定できない。

5 保険では原則併用が認められていない糖尿病薬

- ほとんどの経口薬の適応は「2型糖尿病」となっている。したがってDPP-4阻害薬，SGLT2阻害薬も「1型糖尿病」では使用できない。GLP-1受容体作動薬も適応は2型糖尿病である。1型糖尿病に適応可能なのはα-GIのみである。

  ※ 2018年7月現在，一部のSGLT2阻害薬〔イプラグリフロジン（スーグラ®），ダパグリフロジン（フォシーガ®）〕が1型糖尿病患者のインスリン療法への補助治療として承認申請中である。

- 適応が2型糖尿病となっているのは，ほとんど併用可能である。ただし，SU薬とグリニド薬は作用点が類似しているので査定される可能性がある。GLP-1受容体作動薬とインスリンの併用は複雑である。インスリン併用の場合，縛りが少ないのはトルリシティ®

表2 各GLP-1受容体作動薬の併用可能薬剤

一般名	リキシセナチド	リラグルチド	エキセナチド		デュラグルチド
商品名	リキスミア®	ビクトーザ®	バイエッタ®	ビデュリオン®	トルリシティ®
用法・用量	1日1回 朝食前	1日1回 朝または夕	1日2回 朝夕食前	週に1回	週に1回
単剤 （併用薬必須ではない）	○	○	×	×	○
SU	○	○	○	○	○
SU+BG	○	○	○	○	○
SU+TZD	○	○	○	○	○
BG	○	○	×	○	○
BG+TZD	○	○	×	○	○
TZD	○	○	×	○	○
インスリン	○	○	×	×	○
DPP-4阻害薬	×	×	×	×	×

SU：スルホニル尿素薬，BG：ビグアナイド薬，TZD：チアゾリジン薬

とビクトーザ®，リキスミア®である（**表2**）。

■「緩徐進行1型糖尿病」は保険上1型糖尿病とみなされることが多い。経口薬のみの投与のときにはこの病名は望ましくない。速やかにインスリン治療への移行が望ましい。

■2010年7月，「2型糖尿病」という病名があると，種々の経口血糖降下薬およびインスリンの併用が認められることが決定された（実際に実施されたのは2012年7月1日以降である）[2]。

6 GLP-1受容体作動薬のweekly製剤（表2）

■weekly製剤は1週間のうちの決められた曜日に打つ。

■本薬の場合，インスリン分泌作用は血糖値対応性があるためインスリン製剤のように細かい用量設定の必要がない。

■在宅自己注射指導管理料は月27回以下なので650点となる。

文 献
1）伊藤眞一：診療研究．2016；516（4）：5-12.
2）厚生労働省：経口血糖降下薬の臨床評価方法に関するガイドライン．2010.

（伊藤眞一）

1 腎機能障害がある場合

POINT

▶ 個々の症例における腎機能障害の程度をeGFRにより把握し，その程度に応じて各経口血糖降下薬の適応（慎重投与，禁忌等）・用量・副作用により使い分ける。

▶ eGFR 45（mL/分/1.73m²）未満あるいは中等度腎不全以上では投与禁忌薬を中止し，DPP-4阻害薬（各薬剤の投与量に注意），グリニド薬（レパグリニド，ミチグリニド），α－グルコシダーゼ阻害薬のいずれかによる単独治療を行う。血糖コントロールが不十分な場合は各々の併用療法を検討する。

▶ 経口血糖降下薬2〜3剤で血糖コントロールが不十分な場合，インスリン療法，GLP-1受容体作動薬の導入を検討し，専門医へのコンサルテーションを考える。

▶ 腎不全期では変化する腎機能を常に考慮し，特に低血糖に注意する。

▶ 糖尿病治療薬以外の併用薬剤と服薬コンプライアンスにも十分配慮した治療薬選択が大切である。

1 腎機能障害がある場合の糖尿病治療薬選択の注意点

■ 糖尿病治療薬は，腎機能障害の程度に応じて使用可能な治療薬剤と投与量が規定され，慎重投与，禁忌などとされており，個々の症例における腎機能障害の程度を把握することが大切である。

■ 各薬剤の添付文書上はクレアチニンクリアランス（Ccr）による分類評価が多いが，最近の診療ガイドラインなどではeGFRに基づく慢性腎臓病（CKD）ステージによる評価などが記載されていることも多い。

■ 各薬剤の添付文書上では，以下のようなCcr法による分類によってその使用法の注意が記載されている。

- 軽度腎機能障害（＞50〜80mL/分）
- 中等度腎機能障害（30〜50mL/分）
- 重度腎機能障害（＜30mL/分）
- 末期腎不全（透析療法）

- また, CKD重症度分類のeGFR（mL/分/1.73m^2）区分では, 以下のように分類されている。

【CKDステージ】
G1（90以上：正常または高値）
G2（60〜89：正常または軽度低下）
G3a（45〜59：軽度〜中等度低下）
G3b（30〜44：中等度〜高度低下）
G4（15〜29：高度低下）
G5（15未満：末期腎不全）

- 糖尿病治療薬を選択する上で問題となるのは, Ccr法による分類の中等度腎機能障害, eGFR 45未満であるCKDステージG3b以降である。

2　腎機能障害がある場合の経口血糖降下薬治療

日常診療で腎機能障害時に使用可能な経口血糖降下薬

- 添付文書, インタビューフォーム, 『CKD診療ガイド2012』[1]に基づいて作成した日常診療において使用可能な経口血糖降下薬の腎機能障害別の適応と用量を**表1**[2]に示す。
- 重度腎機能障害以上あるいはCKDステージG4（eGFR＜30未満）の病期での禁忌薬は, ビグアナイド薬, チアゾリジン薬, SU薬, 速効型インスリン分泌促進薬（グリニド薬）のナテグリニド, SGLT2阻害薬, GLP-1受容体作動薬のひとつであるエキセナチドである。また, 慎重投与となる薬は, α-グルコシダーゼ阻害薬のミグリトール, グリニド薬のミチグリニド, レパグリニド, 一部DPP-4阻害薬, GLP-1受容体作動薬である。
- したがって腎機能障害がある場合, 日常診療ではDPP-4阻害薬, グリニド薬, α-グルコシダーゼ阻害薬が中心となる。

表1 各経口血糖降下薬の腎機能障害時の適応と用量

種類	一般名	主な商品名	常用量／日（Ccr＞50）	10≦Ccr≦50	Ccr＜10
ビグアナイド薬	メトホルミン	メトグルコ®	500～2,250mg	Ccr＜45 慎重投与 Ccr＜30 禁忌	禁忌
チアゾリジン薬	ピオグリタゾン	アクトス®	15～45mg	慎重投与	禁忌
スルホニル尿素薬	グリクラジド	グリミクロン®	20～160mg	重篤な腎機能障害患者は禁忌	
	グリベンクラミド	オイグルコン® ダオニール®	1.25～10mg		
	グリメピリド	アマリール®	0.5～6mg		
速効型インスリン分泌促進薬（グリニド薬）	ナテグリニド	スターシス® ファスティック®	270～360mg	慎重投与	禁忌
	ミチグリニド	グルファスト®	15～30mg	慎重投与	
	レパグリニド	シュアポスト®	0.75～3mg	慎重投与	
DPP-4阻害薬	シタグリプチン	ジャヌビア® グラクティブ®	50～100mg	30≦Ccr＜50：25～50mg Ccr＜30：12.5～25mg	12.5～25mg
	ビルダグリプチン	エクア®	50～100mg	50mg	
	アログリプチン	ネシーナ®	25mg	30≦Ccr＜50：12.5mg Ccr＜30：6.25mg	6.25mg
	リナグリプチン	トラゼンタ®	5mg		
	テネリグリプチン	テネリア®	20～40mg		
	アナグリプチン	スイニー®	200～400mg	Ccr＜30：100mg	
	サキサグリプチン	オングリザ®	5mg	2.5mg	
α-グルコシダーゼ阻害薬	アカルボース	グルコバイ®	150～300mg	（腎機能正常者と同量を）慎重投与	
	ボグリボース	ベイスン®	0.6～0.9mg		
	ミグリトール	セイブル®	150～225mg		
SGLT2阻害薬	全薬剤			30≦Ccr：投与の必要性を慎重に判断 Ccr＜30：投与しない	

（文献2, p133より改変）

DPP-4阻害薬

■ 高度・末期腎不全（透析患者）において，シタグリプチン，アログリプチン，アナグリプチンは腎排泄率が高く，減量調整が必要とされる。ビルダグリプチン，サキサグリプチンも腎排泄率は高いが，中間代謝物の血糖低下作用がほとんどなく血糖には影響しない。リナグリプチンは大部分が胆汁排泄性，テネリグリプチンは便中および腎の2つの排泄経路があることにより腎機能障害の影響が小さく，両者とも用量調整せずに使用可能である。

■ 血糖低下作用について，シタグリプチン，ビルダグリプチン，リナグリプチン，テネリグリプチン，サキサグリプチンでは，腎機能障害合併症例でも腎機能正常者と同程度のHbA1c低下作用を認める。また，低血糖リスク増加などの腎機能障害時に特有の副作用は認められていない。

速効型インスリン分泌促進薬（グリニド薬）

- ナテグリニドは中間代謝物も血糖低下作用を有し重篤な低血糖発作を生じることから，高度腎不全・透析患者では禁忌である。ミチグリニドは主に肝代謝・腎排泄性であるが，血糖低下作用を示す中間代謝物はほとんど検出されないことから，腎機能障害患者では慎重投与である。レパグリニドは肝で主にグルクロン酸抱合により代謝され，血糖低下作用を示す中間代謝物は検出されない。排泄経路も糞中排泄が約95%，尿中排泄は約9%であり，腎機能障害時にも用量調整の必要はなく使用可能である。

α-グルコシダーゼ阻害薬

- アカルボース，ボグリボースは消化管からの吸収はほとんどなく，排泄過程は腎機能の影響を受けない。ミグリトールは一部消化管から吸収され，体内では代謝を受けずに腎より排泄される。腎機能障害が高度になると薬物血中濃度は2〜3倍に上昇するが，主要な副作用の報告はない。血液透析患者では透析により除去される。
- α-グルコシダーゼ阻害薬は1日3回食直前投与が必要でありアドヒアランスの低下が課題となるが，食後血糖改善，血糖変動の改善に有用であり，またDPP-4阻害薬との併用療法による相加作用も認められ，腎機能障害患者においても使用可能である。

3 腎機能障害がある場合の注射療法

インスリン製剤

- 腎機能障害患者に対するインスリン治療の影響に関する詳細な研究は限られている。膵から分泌された内因性インスリンは肝で代謝分解を受けるが，皮下注射されたインスリンは肝での初回代謝分解を受けずに循環するので，腎分解排泄の影響をより大きく受ける。高度腎機能障害では，尿毒症によるインスリン抵抗性により血糖低下作用の減弱も認められるが，腎機能低下とともにインスリン代謝分解が低下し，高インスリン血症を生じて低血糖リスクは上昇する。
- 2型糖尿病の高度腎機能障害時には，食前血糖値が低く食後血糖値が高いパターンになることが多い。そのような場合は，食後高血糖コントロールに超速効型インスリン製剤を少量投与から開始し，さらに空腹時血糖値が十分コントロールできない場合は，持効型インスリン製剤を少量から開始，漸増することが大切である。

GLP-1受容体作動薬

- 腎機能低下により，エキセナチドおよび持続性エキセナチドの体内からのクリアランスは低下し，半減期延長，血中濃度上昇，副作用リスク増加をきたすことから，重度腎機能障害・末期腎不全では禁忌である。その他のリラグルチド，リキシセナチド，デュラ

グルチドはDPP-4による分解，標準的な蛋白質の代謝分解経路を受けることより，軽度〜重度腎機能障害，末期腎不全でも薬物動態はほとんど影響を受けない。特に，<u>デュラグルチドは腎機能障害について添付文書上に特別な記載はなく，腎機能正常者と同様に投与可能である</u>。しかし，<u>いずれのGLP-1受容体作動薬も，腎機能障害患者における臨床データは十分でなく，悪心，嘔吐，便秘などの消化器症状のリスクが高いことや，低血糖（特にインスリン分泌促進薬との併用時）に十分な注意が必要であること</u>などから慎重な適応が求められ，専門医へのコンサルテーションが望まれる。

4 糖尿病治療薬選択の実践的アプローチの1例

■ CKDステージG3b以上（eGFR＜45）における糖尿病治療薬選択のアプローチの1例をフローチャートで**図1**に示す。腎機能障害合併によりeGFR＜45になっている場合，禁忌薬を中止，糖尿病性腎症の病期に応じた食事療法の再指導を行うとともに，DPP-4阻害薬，α-グルコシダーゼ阻害薬，グリニド薬の併用を低血糖，消化器症状などの副作用に注意しながら慎重に投与し，血糖プロフィールをみていく。

■ これら2〜3剤を併用しても十分なコントロールが得られない場合，インスリン治療やGLP-1受容体作動薬の導入の検討も含めて，専門医へのコンサルテーションを考える。

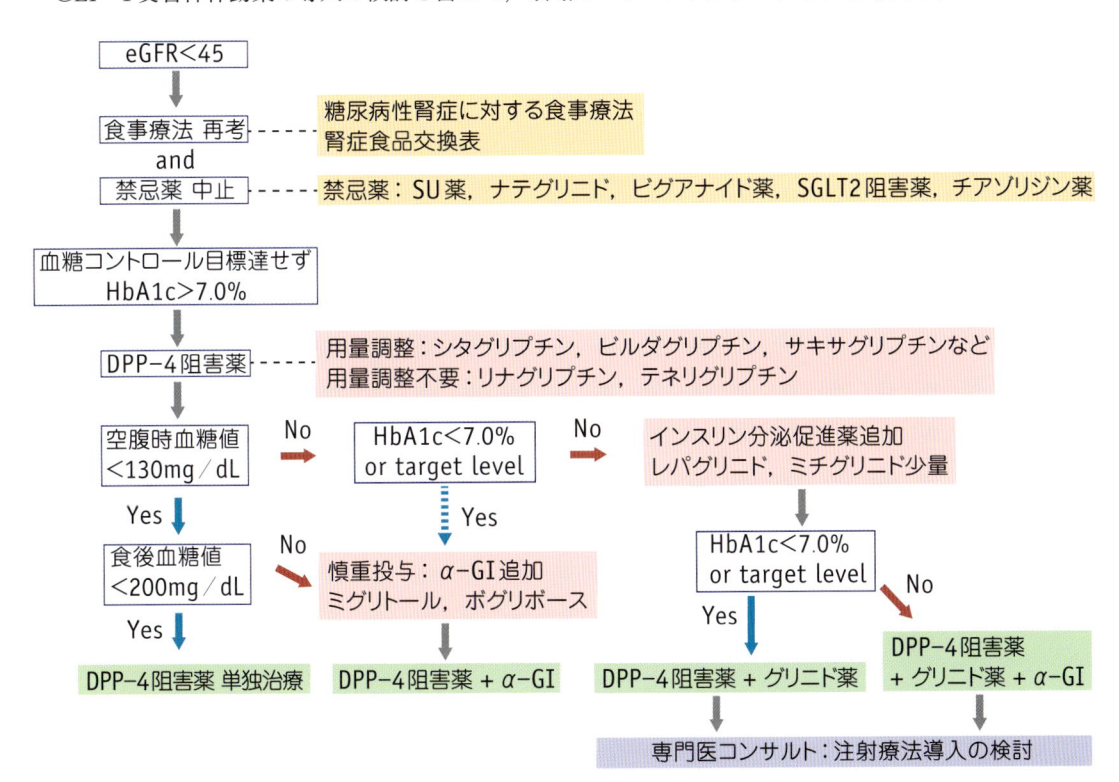

図1 実地医家におけるCKD〔ステージG3b以上（eGFR＜45）〕合併時の経口血糖降下薬による血糖管理アプローチの1例

5 専門医へ紹介するタイミング

■以下のようなタイミングで腎臓専門医, 糖尿病専門医へのコンサルテーションを考えるとよい。

①腎症やCKDステージが進行したタイミング

顕性アルブミン尿出現時, ネフローゼ状態の悪化時, eGFRの急速な低下時 (特に30未満への進行時) などは, 原因の精査と腎機能に応じた総合的な治療法の再検討のために, 専門医へのコンサルテーションが望ましい。

②SU薬やメトホルミン治療中, 腎機能悪化により治療薬変更が必要となる場合

腎機能障害時には禁忌薬となるが, 中止により血糖コントロールが急激に悪化することもあり, インスリン治療導入などが必要になることもある。

③経口血糖降下薬2〜3剤で十分な血糖コントロールが得られない場合

④インスリン注射療法, GLP-1受容体作動薬の導入・調整が必要な場合

文献

1) 日本腎臓学会, 編:CKD診療ガイド2012. 東京医学社, 2012, p73-5.
2) 稲葉雅章, 監:糖尿病腎症の治療のポイント─早期腎症から透析療法まで. 医薬ジャーナル社, 2016, p131-6.

（絵本正憲）

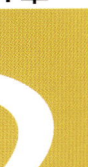

4章 病態や合併症に応じた糖尿病治療薬の最適選択

肝機能障害がある場合

POINT

▶ 肝臓は糖代謝の要であることから，肝機能障害が進行すると血糖が不安定となる原因になりうる。

▶ 経口摂取された薬物は肝臓で代謝されるので，食物や複数薬剤との相互作用に注意が必要。

▶ 肝機能は腎機能におけるGFR等と異なり汎用性のある指標がないため，便宜上Child-Pugh分類が使われることが多く，多くの薬剤でクラスC以上では用量を減じて投与する必要がある。

▶ 肝機能障害でも脂肪肝（NASH／NAFLD）では，むしろ積極的に投与が勧められる薬剤もあるが，いかなる薬剤も投与後の肝機能の増悪に注意するべきである。

1 　肝機能障害における糖代謝異常の特徴

■ 糖代謝の要である肝臓に障害がある場合，早朝空腹時血糖は正常でも食後高血糖が持続することが認められる。持続する肝障害によって肝実質細胞が減少し，グリコーゲン蓄積の減少や糖新生能の低下，グルコキナーゼ活性が減少することで耐糖能異常が引き起こされる。

■ さらに，インスリンは大循環を回った後，肝臓で代謝されるが，肝障害が進行するとその代謝機能は低下し，また門脈圧亢進によりインスリンが肝臓を通らずに発達した短絡路（シャント）を通って大循環に入る。そのため，末梢血インスリン濃度が高くなり，インスリン抵抗性の状態が引き起こされることで血糖コントロールが困難になる。

■ よって，重度の肝障害，たとえば肝硬変が進行すると，日中の高血糖を是正するため多くの経口血糖降下薬が使用され，逆にグリコーゲンからの糖新生能が低下しているために夜間の低血糖になりやすく，血糖コントロール不良になることが多い。

2 肝臓での薬物代謝

- インスリンなどの注射薬と異なり，経口血糖降下薬は経口摂取された後，小腸で吸収され，そのほとんどが門脈を介し肝臓で代謝される。肝臓での薬物代謝は2相の薬物代謝反応が知られており，第1相は脂溶性薬物の酸化と還元および加水分解であるが，その反応を担う代表的な薬物代謝酵素がシトクロムP450（CYP）である。第1相で水溶性が十分高まったものについてはそのまま排泄される場合もあるが，そうでない場合は引き続いて抱合が起こる。第2相はグルクロン酸抱合や硫酸抱合，酢酸抱合などがあるが，グルクロン酸抱合を受ける割合が最も高い。

- 薬物代謝で重要なのは第1相反応であり，その代謝を担う代表的な薬物代謝酵素であるCYPにより，多くの糖尿病薬が代謝される。特にCYP2C9，CYP2C8，CYP3A4などが寄与することが知られている。

- CYPにおいて重要なのは代謝薬物と阻害薬との相互作用である。たとえば，よく注意喚起されているが，グレープフルーツジュースに含まれる成分はCYP3A4を強力に阻害し，代謝薬物であるジヒドロピリジン系のカルシウム拮抗薬の血中濃度が上がることが知られている。

- 糖尿病治療薬に関しては，SU薬やチアゾリジン薬，DPP-4阻害薬など多くの薬剤でCYP3A4が代謝に関わるが，他に複数のCYPで代謝されることが多く，あまり問題とならない。しかし，重度の肝障害患者や高齢者の場合はCYP，中でも多くの薬物代謝に関与するCYP3A4の発現量が低下し，薬剤の血中濃度上昇や代謝遅延の可能性があることに留意すべきである。

- 第2相反応については，肝機能障害や加齢による影響を記載した文献が少なく，あっても影響は少ないとの報告であった[1]。

3 肝機能障害がある場合の対応

- 急性または慢性肝疾患がある場合，肝での薬物代謝（肝クリアランス）が低下するため，速やかに問診や診察，採血や画像検査などで原因を探って肝疾患を診断し，またその重症度によって薬物の適切な減量や中止を行う必要がある。

- 急性肝疾患としてはウイルス性や薬剤性，多量のアルコール摂取など，肝逸脱酵素の上昇のみで黄疸を認めない軽症から，肝不全を生じる劇症肝炎まで幅広い病態を示す。劇症化しない急性肝炎患者を対象とした肝代謝薬物の体内試験では，よほど治療域が狭い薬物でない限り，薬効に臨床的意義のある変化はみられないものと予想されている。一方，劇症肝炎では肝全体に広範な炎症と肝細胞の壊死・脱落が短期間に生じるため，経口バイオアベイラビリティが増加しており，他剤同様に経口血糖降下薬も減量・中止す

るべきである。

■ 慢性肝疾患では，たとえば非代償性肝硬変は機能肝細胞の脱落により肝薬物代謝酵素量は健常人の50％以下に低下する。肝硬変病態における薬物代謝酵素の低下の程度は酵素分子種ごとに差があり，CYPではCYP2C19の活性低下の程度がCYP2C6などより大きいと報告されている。特に食道静脈瘤などの肝外に側副血行路（シャント）を形成した患者では，門脈血流の抵抗が増加しているため，前述同様に経口薬の減量・中止を検討すべきである。

■ なお，加齢に伴う肝機能低下は，他臓器と比し予備能は大きいといえども個人差があり，腎機能低下に関する糸球体濾過速度のような計算式を用いた機能低下の予測が不可能なため，70歳以上の高齢者に投与する場合は，こまめに副作用の発現状況を確認しながら使用する必要がある。

■ 肝障害時の薬物投与補正には，腎機能障害におけるクレアチニン・クリアランスのような汎用性のある指標はない。従来は，肝機能障害のある患者へ投与したときの血中濃度曲線下面積（area under the curve；AUC）や最高血中濃度（maximum concentration；Cmax）などから投与量を推測しなければならなかった。

■ 最近では，肝硬変の重症度を示す指標であるChild-Pugh分類が薬物代謝酵素の変化を予測する指標として使用されており，米国食品医薬品局（Food and Drug Administration；FDA）もChild-Pugh分類に基づく分類を推奨している。このChild-Pugh分類でクラスCに相当する非代償性肝硬変患者では，重症肝障害として用量を減じて慎重に投与する必要がある。

■ しかし，Child-Pugh分類は臨床指標評価にバイアスが入りやすいこと，および軽〜中等度の肝硬変に対して感度が低いという問題がある。よって，最近では肝移植待機患者の予後を評価するために，臨床検査値のみに基づくMELD（model for end-stage liver disease）スコアというものも開発された[2]。

4　各経口血糖降下薬の注意点

SU薬

■ SU薬の多くは主に肝臓のCYP3A4，CYP2C9で代謝され，肝および腎で排泄される。高齢者や重度の肝障害がある場合は，薬物濃度の上昇や代謝遅延による遷延性低血糖に留意すべきである。

ビグアナイド薬

■ ビグアナイド薬は古典的な糖尿病治療薬であり使用経験も長い。しかし，副作用とされる乳酸アシドーシスの懸念から，長らく臨床現場で用いられていなかった。近年，欧米を中心としてビグアナイド薬であるメトホルミンが再評価され，欧米の糖尿病治療ガイ

ドラインでは第一選択薬となっている。日本でも2010年に，それまでの1日最大用量750mgに対し，2,250mgまでの投与が認められるようになった。

- ビグアナイド薬はCYPで代謝されないが，AMP活性化プロテインキナーゼを活性化することで糖新生を抑制する，肝臓に機能する薬剤である。よって，重度の肝障害患者では禁忌となっており，中等度の肝障害患者でも下痢や嘔気などの消化器症状や乳酸アシドーシスの発症に注意しながら用量調節すべきである。
- NAFLDの治療薬としての報告は多いが，肝組織の改善を示す強力なエビデンスはなく，『NAFLD/NASH診療ガイドライン』ではまだ推奨されていない。

α-グルコシダーゼ阻害薬

- α-グルコシダーゼ阻害薬は，そのほとんどが腸管から吸収・代謝されない。ミグリトールは部分的に吸収されて代謝を受けるが，肝機能はほとんど関与しない。
- しばしば肝機能障害を引き起こすことがあるが，原因として未変化体によるものと考えられている。よって，肝機能障害がある場合は使用に注意が必要である。

ピオグリタゾン

- ピオグリタゾンはCYP2C8，CYP3A4などの肝酵素で代謝され，肝機能障害では禁忌である。『NAFLD/NASH診療ガイドライン』ではチアゾリジン誘導体の肝組織像改善効果が認められており，唯一推奨されている。しかし，長期投与による体重増加や心不全，骨折，膀胱癌のリスクについて十分注意を払う必要がある。

グリニド系薬

- グリニド系薬はSU薬と同様，インスリン分泌促進性の経口血糖降下薬であるが，SU薬と比較すると速効かつ短時間での作用発現が特徴とされ，肝臓への影響が少ないため肝障害のある患者でも使いやすい。しかし，重症肝障害の患者では血中濃度の上昇が報告されているので，食後の低血糖に注意が必要である[3]。

DPP-4阻害薬

- DPP-4阻害薬はビルダグリプチンを除きCYPの関与があり，リナグリプチンは肝臓でほとんど代謝を受けず胆汁に排泄される。DPP-4阻害薬自体は単独では低血糖になりづらく，重症肝障害がない限り副作用増加の可能性は低いと考えられるが，SU薬と併用したときは低血糖に注意が必要である。
- DPP-4阻害薬は血糖改善効果だけでなく，様々な膵外作用を有している。インクレチンの肝への直接作用も検討されており，インクレチンによる直接的な肝脂肪化抑制作用の可能性を示す報告も多い。

SGLT2阻害薬

- SGLT2阻害薬はルセオグリフロジンとトホグリフロジンを除き，グルクロン酸抱合による代謝が主であり，腎排泄が主であるため中等度の肝機能障害までなら使用可能と考えられるが，まだ新しい薬剤であり注意が必要である。
- また，この薬剤の特徴である体重減少による脂肪肝，肝機能障害改善の報告が多くあ

り，NAFLD改善効果が期待できる[4]。しかし，その尿糖排泄による膀胱炎や性器感染症，また利尿効果により高齢者は脱水を起こしやすく，慎重に選択すべきである。

インスリン，GLP-1受容体作動薬

- インスリンやGLP-1受容体作動薬は現時点では注射薬であり，投与後，標的臓器の受容体に取り込まれた後に肝臓で代謝されるが，主に腎臓で排泄されるので肝機能障害のある患者でも比較的安全に使用することができる。しかし，重度の肝機能障害患者では，代謝の遅延があることを考慮しなければならない。

5　肝機能障害のある症例の薬物治療

- 他剤同様，重症肝障害のある症例には禁忌または慎重投与とすべきであるが，それぞれの薬剤の薬理効果を考えると，脂肪肝などの肥満関連肝疾患にはむしろ推奨できる薬剤もある。
- 肝機能障害のある症例や，加齢による肝機能障害があると思われる高齢者は，いずれも副作用に留意しながら使用すべきである。

6　実際の症例

症例①　60歳女性，主婦，BMI 28，機会飲酒（特発性膵炎の既往あり）

1 健診で糖尿病（HbA1c 6.9%）とγ-GTPの上昇（88U/L）を指摘され，近医で栄養指導とグルコバイ®50mg毎食直前を開始。しかし，1カ月後にAST 80U/L，ALT 110U/Lまで上昇し，薬剤性が疑われ中止。AST/ALT低下を確認。

↓

2 空腹時インスリンは13μU/mLと高く，HOMA-IRも3.0以上でありインスリン抵抗性の存在を確認。

↓

3 インスリン抵抗性改善薬としてメトグルコ®250mg 分2より開始。しかし下痢の訴えがあり，中止して総合病院に紹介。

↓

4 腹部超音波により脂肪肝を認めるも，その他の異常はなし。各種基本検査で腎機能，心機能に問題はないことを確認し，アクトス®15mg 分1より開始。浮腫等はないため服薬を継続。以降，定期的な生化学検査を行い体重増加に留意し，HbA1c 6.4%前後で経過している。

症例② 70代前半，女性，主婦，BMI 20.5，飲酒歴なし（SGLT2阻害薬開始後に肝機能悪化を認めた例）

（東京都立多摩総合医療センターの症例）

1 15年前に2型糖尿病と診断され，近医のA医院において処方されたSU薬とDPP-4阻害薬でHbA1c 7.5%前後を推移していた。3年前，HbA1cが8.0%を超え，病院に紹介。

↓

2 1,600kcalの栄養指導，アマリール®1mg，エクア®100mg，メトグルコ®1,500mgでHbA1c 7%まで改善したが，2017年後半にHbA1c 8.0%まで上昇し，インスリン導入を提案。しかし本人は「絶対にイヤ」と希望せず，AST 35U/L，ALT 62U/LでもありSGLT2阻害薬を追加した。

↓

3 2カ月後，B医院でAST 46U/L，ALT 80U/Lと上昇。さらに1カ月後，C医院でAST 205U/L，ALT 284U/Lまで上昇し，紹介で1週間後に当院受診。同日の超音波検査では，肝エコーレベル正常，肝辺縁：鈍，胆嚢は問題なく，慢性肝障害パターン，HCV抗体陰性，HBs抗原陰性，IgM-HA抗体陰性であった。HbA1cも8.6%まで悪化。

↓

4 SGLT2阻害薬を中止の上，入院とインスリン導入を再度説得し，了承を得た。入院，他の内服薬に上乗せでノボラピッド®各食前4-3-3単位を追加し，血糖が安定したため退院。

↓

5 退院から3カ月後にはHbA1c 7.4%と改善。AST 34U/L，ALT 32U/Lと肝機能も正常化した。

→ SGLT2阻害薬による肝機能障害は1%未満と稀であるが，本症例では関連性が否定できない。非肥満例であり，本薬開始前に脂肪肝を確認することが望ましかったと思われる。新規に薬剤を開始した当初は，肝機能を含めた密な生化学検査のフォロー（長くても1カ月以内）が必須である。

文献

1) Greenblatt DJ, et al：N Engl J Med. 1982；306(18)：1081-8.
2) Albarmawi A, et al：Br J Clin Pharmacol. 2014；77(1)：160-9.
3) Choudhury S, et al：J Clin Pharmacol. 2000；40(6)：634-40.
4) Seko Y, et al：J Gastroenterol. 2018；53(1)：140-51.

（田中利明）

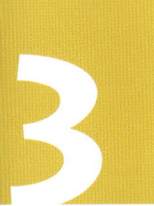
3 虚血性心疾患を有する場合

POINT

▶ 1型糖尿病および2型糖尿病患者では,非糖尿病患者に比べて冠動脈疾患の頻度が2〜4倍に上昇する。

▶ 低血糖は心血管イベントを増加させ,また低血糖時の過食は体重増加につながるため,病態に合わせた経口薬の選択が重要である。

▶ 内臓脂肪蓄積によるインスリン抵抗性の増大はメタボリックシンドロームの原因となり,心血管イベントの増加につながる。

▶ 糖尿病患者における動脈硬化性疾患の抑制については,糖尿病に対する治療だけでなく,高血圧,脂質異常症などの包括的なリスク管理を行うことが重要である。

▶ 75g経口ブドウ糖負荷試験(75gOGTT)における負荷後高血糖や,食後高血糖は動脈硬化の進行や大血管症のリスクファクターとなることが報告されている。

▶ 糖尿病治療の早期介入がその後の心血管イベントの抑制に影響する。

▶ 罹病期間が長い症例では,低血糖を伴いながらの厳格な血糖管理はかえって心血管イベントを増加させることが明らかとなった。

1 疫学

■ 1型糖尿病および2型糖尿病患者では,非糖尿病患者に比べて冠動脈疾患の頻度が2〜4倍に上昇する。

■ わが国の2型糖尿病患者を対象とした大規模臨床研究であるJDCSによると,冠動脈疾患(CHD)の発症率は9.59件/1,000人・年であり,脳卒中の発症率7.45件/1,000人・年より高い[1]。久山町研究でも明らかなように,日本人の一般住民ではいまだ脳卒中を発症するほうがCHD発症より多いが,糖尿病患者に限ってはそれが逆転しており,わが国の疾患構成も欧米化してきたと言える。またFinnish Studyにおいて,冠動脈疾患の既往のない糖尿病患者の心筋梗塞発症率は,非糖尿病患者で心筋梗塞の既往がある者の再発率とほぼ同等であった[2]。糖尿病がCHDのきわめて重大なリスクファクターであることは明らかである。

■ また,大血管症の発症リスクは,耐糖能異常(impaired glucose tolerance;IGT)の

段階から上昇し[3]，食後高血糖があるとその後の心筋梗塞の発症率と死亡率が有意に増加することが示された[4]。つまり，幅の大きな血糖変動（グルコーススパイク）がCHDのリスクファクターであると認識されている。

- そして，JDCSから冠動脈疾患のリスクファクターを検討すると，密接な関係があった因子としてLDLコレステロールや年齢とともに，トリグリセリドがHbA1cやC-ペプチド，男性，喫煙より上位に挙がった（**表1**）。これは，糖尿病患者の脂質異常症がCHD発症に大きな影響を与えていることを示唆する。

表1 JDCS 9年次報告における日本人2型糖尿病患者の大血管症リスクファクター

冠動脈疾患	LDL-C（0.000），年齢（0.003），トリグリセリド（0.005），HbA1c（0.0027）
	C-ペプチド（0.041），性別（0.054），喫煙（0.064）
脳卒中	収縮期血圧（0.043），年齢（0.161），性別（0.171）

カッコ内の数値はP値。Cox回帰分析，変数減少法，年齢性別調整

2　血糖管理と動脈硬化

- 1型糖尿病および2型糖尿病を対象としたランダム化比較試験では，糖尿病発症早期の血糖コントロール強化により心血管イベントが抑制されることが示されている。しかし，この心血管イベント抑制効果が有意に認められるようになるのは，強化療法開始から10年目以降である[5,6]。この強化療法による心血管イベント抑制効果は，介入試験が終了し，強化療法群と対照群のHbA1c値が同等になった後も持続することから“legacy effect”と呼ばれ，血糖コントロールの早期介入の重要性が示唆されている。

- 一方で，罹病期間の長い症例における短期間での厳格な血糖管理による心血管イベント抑制効果をみたACCORD[7]，ADVANCE[8]，VADT[9]試験では，いずれの大規模臨床試験においても単独では心血管イベントを抑制することができなかった。そればかりかACCORD試験においては，平均観察期間3.5年間で，従来治療群（HbA1c 7.5%）と比較して強化療法群（HbA1c 6.4%）において総死亡が22%有意に増加した。また，厳格な血糖管理に伴う重症低血糖の発症率が有意に高く，体重増加も認めた。重症低血糖は心血管死のリスクとなるため，厳格な血糖管理に伴う低血糖頻度の増加と心血管イベント増加の関連性が示唆された（**表2**）。

- 強化療法が心血管イベントや総死亡に与える悪影響は，HbA1c 8.0%以上の群や心血管疾患の既往者において認められている。このような患者では，急速な血糖コントロールの正常化をめざすことで心血管死が増加する可能性があり[6]，注意が必要である。

表2 ACCORD，ADVANCE，VADT試験の概要

	ACCORD試験		ADVANCE試験		VADT試験	
	強化療法	従来療法	強化療法	従来療法	強化療法	従来療法
症例数	10,251人		11,140人		1,791人	
平均観察期間	3.5年		5年		6.3年	
平均年齢	62.2歳		66歳		60.4歳	
平均罹病期間	10年		8年		11.5年	
二次予防の比率	35%		32%		40%	
HbA1c（前）	8.1%		7.5%		9.5%	
HbA1c（目標）	<6.0%	7～7.9%	<6.5%	各国基準	<6.0%	8～9%
HbA1c（後）	6.4%	7.5%	6.5%	7.3%	6.9%	8.4%
心血管病変	10%減少（P=0.16）		6%減少（P=0.32）		13%減少（P=0.13）	
細小血管症	変化なし		14%減少（P=0.01）		変化なし	
死亡	22%増加（P=0.04）		7%減少（P=0.28）		7%増加（P=0.61）	
重症低血糖	16.2%	5.1%	2.7%	1.5%	21.1%	9.7%
体重変化	+3.5kg 強化27.8%（>10kg）	+0.4kg	−0.1kg	−1.0kg	+8.2kg	+4.1kg
インスリン投与患者割合	77.3%	55.4%	40.5%	24.1%	85%	70%

■ 以上より，糖尿病患者における動脈硬化性疾患の抑制には，早期からの治療介入と，低血糖を回避しつつ，長期にわたり良好な血糖管理をすることが重要と言える。

■ IGTや食後高血糖への介入では，α-GIであるアカルボースの報告があり，IGTへ介入したSTOP-NIDDMでは，アカルボース介入群において大血管症の発症が49%抑制された[10]。2型糖尿病患者を対象になされた7つの臨床試験の成績をメタ解析したMeRIA7では，アカルボース介入群において心筋梗塞の発症リスクが64%，総心血管イベントの発症リスクが35%有意に低下し[11]，食後血糖の急上昇（グルコーススパイク）改善により心血管イベント発症を予防できることが明らかになった。

■ インスリン抵抗性の増大も心血管イベントの発症と関連していることが報告されており，糖尿病治療薬あるいは併用薬の違いで心血管イベント発症に対する影響が異なる可能性があるとされている。

■ インスリン抵抗性改善薬であるメトホルミンについてはUKPDS34において，肥満のある2型糖尿病患者でSU薬やインスリンよりも，メトホルミンを中心とした血糖コントロールが心筋梗塞の発症を39%有意に抑制した[12]。またREACH registryでは，大血管症を有する2型糖尿病患者へのメトホルミン投与は総死亡率を減少させ（ハザード比0.79），また死亡，心筋梗塞および脳卒中の発症率を減少させた（ハザード比0.88）[13]。

■ もう1つのインスリン抵抗性改善薬のチアゾリジン薬（ピオグリタゾン）は，大血管障害の既往を有する2型糖尿病患者において，総死亡，非致死性心筋梗塞，脳卒中の抑制効

果を示した[14]。

■ 最近では，SGLT2阻害薬によるRCTが2つ報告されている。1つは，心血管疾患を有する2型糖尿病患者の二次予防についての試験で，エンパグリフロジン群（10mg，25mg服用）はプラセボ群に対して3point MACE（心血管死，非致死性心筋梗塞，非致死性脳卒中）において14%，心血管死において38%，総死亡において32%のリスク減少を認めた[15]。さらに，心不全による入院も35%有意に低下させた。特徴的なのは，3point MACEの改善も心不全の抑制も，試験開始後6カ月という短期間で既にプラセボ群との差を認めていることである。これは血糖改善効果だけでは説明できず，この理由に関しては現在検討中である。

■ もう1つは，心血管疾患リスクのある2型糖尿病患者（約35%がハイリスク患者の一次予防群）に対するカナグリフロジンの効果をみた試験である。カナグリフロジン群[100mg，300mg服用（わが国での最大用量は100mg）]において，心血管死，総死亡については有意差を認めなかったものの，3point MACEは14%，心不全による入院は33%有意に低下した。しかし，一次予防群において3point MACEでは有意差を認めなかった。またこの試験では，カナグリフロジン群において下肢切断の合併症がプラセボ群の約2倍となっており，足病変のある患者への処方は避けることが望ましいと考えられた[16]。

■ この2つの試験結果より，SGLT2阻害薬は動脈硬化の進行した糖尿病患者には有効な薬剤であると考えられる。

■ 以上より，低血糖頻度の減少とインスリン抵抗性，グルコーススパイクの改善が心血管イベントを抑制する重要なポイントであると言える。

■ 2018年の米国糖尿病学会（ADA）ガイドラインでは，心血管疾患を有する場合，生活習慣改善，メトホルミンから開始し，その後エンパグリフロジン（ジャディアンス®），またはリラグルチド（日本での国内承認用量と異なる）を追加することが推奨されており，カナグリフロジン（カナグル®）の追加も心血管イベントを減少させる可能性があると記載されている。

3　実際の症例

症例①　60歳男性

1 身長177.7cm，体重77.0kg，BMI 24.4，糖尿病歴6年。前医においてグリメピリド3mgの処方，HbA1c 8.7%，随時血糖198mg/dL，LDL-cho 198mg/dL，TG 425mg/dL，HDL-cho 45mg/dL，Cre 0.94mg/dL，尿アルブミン100mg/g·Cre，網膜症（−），神経障害，血圧152/84mmHg。

↓

2 初診時グリメピリド高用量の処方，脂質異常，高血圧，微量アルブミン尿あり。冠動脈リスクを

有する。低血糖を起こしにくい薬剤での治療を考慮する必要があった。まずはグリメピリドの減量（3→1mg）を行い，DPP-4阻害薬（テネリア®20mg）併用。

↓

3 空腹時の採血で，血糖153mg/dL，CPR 2.44ng/mL。自己インスリン分泌能を認めた（CPRインデックス1.59）。グリメピリドは0.5mgに減量。メトグルコ®500mg 分2から開始し，1カ月後，副作用はみられなかったため1,000mg 分2へ増量し，この際グリメピリド0.5mgは中止した。HbA1c 7.1%まで改善。併せて，高LDLコレステロール血症に対してスタチン，高血圧に対して降圧薬を併用した。

↓

4 メトグルコ®1,000mg 分2とDPP-4阻害薬の併用であったため，エクメット®HD配合錠2錠分2に変更。しかし2カ月後，HbA1c 7.5%，空腹時血糖199mg/dLまで上昇傾向。この際，空腹時のインスリン値は10.6μIU/mLと十分な分泌が確認されていることから，SGLT2阻害薬（ルセフィ®2.5mg）を併用した。

↓

5 5カ月後，HbA1c 7.0%，空腹時血糖131mg/dLまで改善。低血糖を起こしにくい3剤で経過をみた。体重は72kg（BMI 22.8）まで減量。血圧128/62mmHg，LDL-cho 88mg/dL，TG 236mg/dL，HDL-cho 45mg/dL。

➡ 病態を把握しながら，インスリン分泌促進薬（SU薬）からインスリン非分泌系薬へ切り替え，低血糖を起こしにくい治療を行った。このことは，心血管合併症の発症抑制につながる。併せて脂質異常，高血圧の治療も行う。

症例② 46歳男性

1 身長172.7cm，体重96.4kg，BMI 32.32。人間ドックでHbA1c 9.0%，頸動脈エコーでプラークの存在が確認された。血圧158/92mmHg，空腹時血糖215mg/dL，HbA1c 9.1%，CPR 2.79ng/mL，LDL-cho 97mg/dL，TG 112mg/dL，HDL-cho 52mg/dL。神経障害（－），網膜症（－），腎症（－）。

↓

2 糖尿病無治療，頸動脈硬化症を有する症例。肥満があり，自己インスリン分泌は十分にあるものと考えられる（CPRインデックス1.29）。食事指導とともにメトグルコ®500mg 分2から開始。副作用がないことを確認しながら，1カ月後1,000mg 分2，さらに1カ月後に1,500mg 分3まで漸増した。高血圧，肥満，糖尿病症例であることから，ARBのイルベタン®50mgを併用した。

↓

3 3カ月後，空腹時血糖189mg/dL，HbA1c 9.4%と血糖コントロールの改善が認められず，体重は95.5kgで減少しないため，SGLT2阻害薬（カナグル®100mg）を併用開始した。血圧は146/

82mmHgと安定傾向を示している。

⬇

4 カナグル®100mgを併用して1カ月後, 体重は91.5kg（−4kg）と減少。空腹時血糖176mg/dL, HbA1c 8.8%と低下を示した。

⬇

5 体重減少が維持されれば, それによりインスリン抵抗性が改善されて, その後徐々に血糖改善効果を示してくることから, しばらく同じレジメンで経過を追った。

⬇

6 カナグル®100mg併用17カ月後, 体重90.8kg（−4.7kg）と減少したまま維持できている。空腹時血糖173mg/dL, HbA1c 7.5%。その1カ月後にHbA1c 7.8%と悪化したため, 治療の見直しを検討。メトグルコ®1,500mg 分3, カナグル®100mg併用。過剰なインスリン分泌は避けることが望ましく, 低血糖を起こしにくい治療, 服薬数を増やさない工夫を考慮し, カナグル®→カナリア®配合錠（カナグル®100mg＋テネリア®20mgの配合錠）に変更した。

⬇

7 変更3カ月後, 体重89.3kg, 空腹時血糖138mg/dL, HbA1c 6.7%と改善が確認できた。血圧は122/78mmHg。

➡ 肥満で動脈硬化疾患があり, インスリン自己分泌が保たれている症例。インスリン非分泌系薬（メトホルミンやSGLT2阻害薬）を中心に治療を開始。体重経過をみながら, 増加するようなら食事指導を行う。体重減少が維持できていれば経過観察し, 血糖コントロールの緩やかな改善を試みる。血糖コントロールが管理目標値まで達しない場合は, 低血糖を引き起こさない治療薬を中心に併用を考慮する。併せて脂質異常, 高血圧の治療も行う。

文 献

1) Sone H, et al:J Clin Endocrinol Metab. 2011;96(11):3448-56.
2) Haffner SM, et al:N Engl J Med. 1998;339(4):229-34.
3) Tominaga M, et al:Diabetes Care. 1999;22(6):920-4.
4) Hanefeld M, et al:Diabetologia. 1996;39(12):1577-83.
5) Nathan DM, et al:N Engl J Med. 2005;353(25):2643-53.
6) Holman RR, et al:N Engl J Med. 2008;359(15):1577-89.
7) Gerstein HC, et al:N Engl J Med. 2008;358(24):2545-59.
8) Patel A, et al:N Engl J Med. 2008;358(24):2560-72.
9) Duckworth W, et al:N Engl J Med. 2009;360(2):129-39.
10) Chiasson JL, et al:JAMA. 2003;290(4):486-94.
11) Hanefeld M, et al:Eur Heart J. 2004;25(1):10-6.
12) UKPDS 34:Lancet. 1998;352(9131):854-65.
13) Roussel R, et al:Arch Intern Med. 2010;170(21):1892-9.
14) Dormandy JA, et al:Lancet. 2005;366(9493):1279-89.
15) Wanner C, et al:N Engl J Med. 2016;375(4):323-34.
16) Neal B, et al:N Engl J Med. 2017;377(7):644-57.

（藤田進彦）

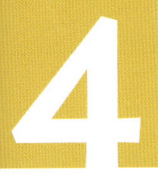

脳血管障害を有する場合

POINT

▶ 糖尿病は脳血管障害（大血管障害）のリスクである。

▶ 血糖，血圧，脂質のコントロールすべてが重要。

▶ 降圧療法，LDL-コレステロール管理，抗血小板療法は脳血管障害のリスク軽減に関する効果が確立されている。J-DOIT3において，強化療法群では脳血管イベントの58%の抑制効果（$P = 0.002$）が認められた[1]。

▶ ピオグリタゾンでは脳梗塞の再発予防効果が報告されているが，合併症のため適応には配慮を要する。

▶ DPP-4阻害薬は比較的安全に使用できる。近年，脳血管障害に対する予防効果も報告されてきている。

1　脳血管障害を有する場合の注意点

■ 脳血管障害を有する患者は高齢者が多いため，低血糖，脱水に注意する。

■ 脳血管障害によるADL低下，機能障害を伴う場合，食事摂取の不安定さなどが認められることが多いため，インスリン，SU薬を使用する際は低血糖に十分に注意し，目標HbA1cを適切に設定する（高齢者糖尿病の血糖コントロール目標[2]については**1章3**の図1を参照）。

■ 脳梗塞の既往のある例ではSGLT2阻害薬は禁忌ではないが，一般的には使用を避ける傾向にある。

2　脳血管障害と糖尿病

疫学・病態

■ 脳卒中のうち，脳梗塞は75.9%，脳出血は18.5%，くも膜下出血は5.6%と脳梗塞が最多で，中でもアテローム血栓性脳梗塞が約27%と最も多くを占める。久山町研究によれば，空腹時血糖が126mg/dL以上の患者で脳梗塞発症の相対危険度と有意な関連が認めら

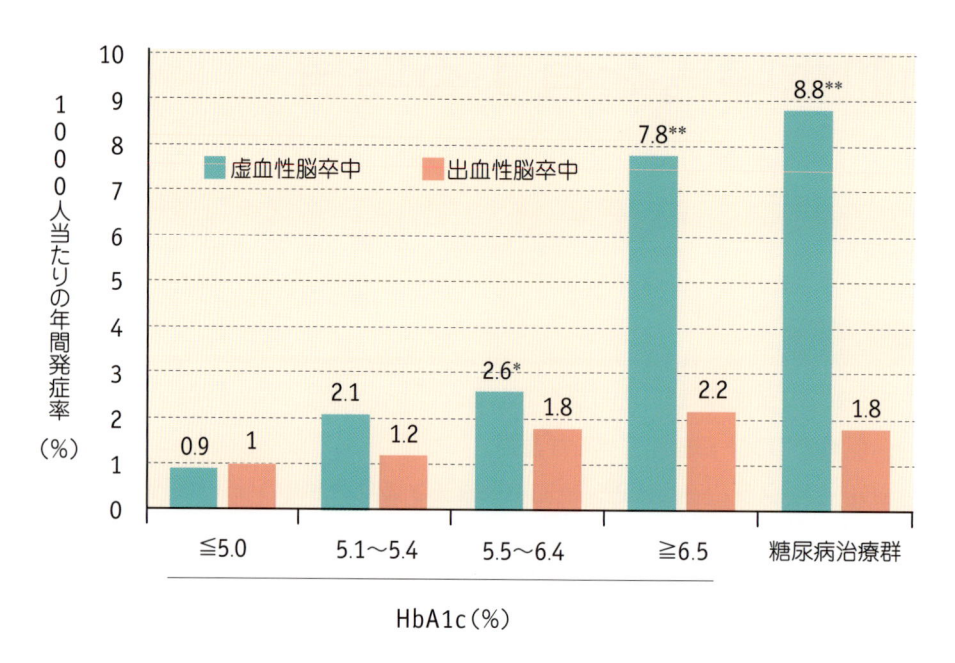

図1 HbA1c別の脳血管障害発症率（久山町研究による）
＊*P*＜0.05
＊＊*P*＜0.01 vs. HbA1c（NGSP）5.0%

（文献3をもとに作成）

れた。また，HbA1cによる分類では，HbA1c 5.0%の群に対して5.5〜6.4%, 6.5%以上の群で虚血性脳卒中のリスクが高いことが判明し，HbA1cは糖尿病の診断基準を満たす以前の値から，その値の上昇と脳血管障害の発症に関連があることが判明した（**図1**）[3]。

■脳梗塞は，主要3病型としてアテローム血栓性脳梗塞，ラクナ梗塞，心原性脳血栓に分けられ，それぞれ1/3を占めている。糖尿病は脳動脈硬化症のリスクとなることからアテローム血栓性脳梗塞，ラクナ梗塞への影響はもちろん，心房細動による塞栓リスクも知られており，すべての病型のリスク増加に関与する。

■歯周病と糖尿病の関連は既によく知られているが，最近歯周病が存在すると脳卒中のリスクが上昇し，歯周病の程度の増悪にしたがい，さらにリスクは増大することが報告された。脳血管障害を有する場合，口腔ケアの重要性がさらに増してきている[4]。

■脳血管障害のある場合，脂質の管理も非常に重要になる。2017年に改訂された日本動脈硬化学会による『動脈硬化性疾患予防ガイドライン2017年版』によれば，糖尿病の存在は高リスクに相当し，一次予防としての脂質管理目標はLDL-C＜120mg/dL, Non-HDL-C＜150mg/dL, TG＜150mg/dL, HDL-C≧40mg/dLとなる（**表1**）[5]。

表1　リスク区分別脂質管理目標値

治療方針の原則	管理区分	脂質管理目標値（mg/dL）			
		LDL-C	Non-HDL-C	TG	HDL-C
一次予防 まず生活習慣の改善を行った後，薬物療法の適用を考慮する	低リスク	<160	<190	<150	≧40
	中リスク	<140	<170		
	高リスク	<120	<150		
二次予防 生活習慣の是正とともに薬物治療を考慮する	冠動脈疾患の既往	<100 （<70）*	<130 （<100）*		

＊家族性高コレステロール血症，急性冠症候群のときに考慮する．糖尿病でも他の高リスク病態を合併するときはこれに準ずる
- 一次予防における管理目標達成の手段は非薬物療法が基本であるが，低リスクにおいてもLDL-Cが180mg/dL以上の場合は薬物療法を考慮するとともに，家族性高コレステロール血症の可能性を念頭に置いておくこと
- まずLDL-Cの管理目標値を達成し，その後Non-HDL-Cの達成をめざす
- これらの値はあくまでも到達努力目標値であり，一次予防（低・中リスク）においてはLDL-C低下率20〜30％，二次予防においてはLDL-C低下率50％以上も目標値となりうる
- 高齢者（75歳以上）については，『動脈硬化性疾患予防ガイドライン2017年版』の第7章を参照

（文献5より転載）

■ 2型糖尿病に対する厳格な血糖コントロールの効果を検討したUKPDS試験，ADVANCE試験，VADT試験では，いずれにおいても非致死性心筋梗塞や冠動脈疾患の有意な減少を認めたが，非致死性脳梗塞に関しては有意な予防効果を認めなかった．一方，本邦で施行されたJ-DOIT3試験ではHbA1c 6.2％未満，BP 120/75mmHg未満，LDL-C 80mg/dL未満を目標とした強化療法群において，脳卒中を中心とした脳血管イベントがハザード比0.42（$P=0.002$）と58％の抑制効果を認めた（**図2**）[1]．

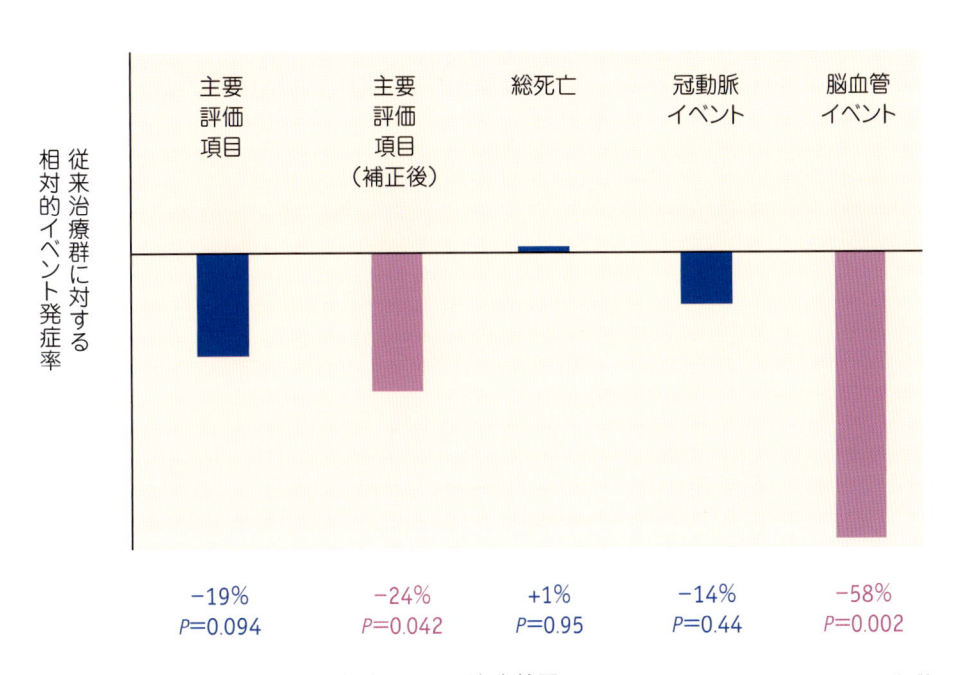

図2　J-DOIT3試験の強化療法群における治療効果　　　（文献1をもとに作成）

- ピオグリタゾンの心血管疾患の発症予防を検討したPROactive試験では，全死亡，非致死性心筋梗塞，脳卒中の発生の減少および脳卒中の再発リスクを低減させることが示された。しかし，ピオグリタゾンは心不全，膀胱癌リスク増加，女性の骨折リスク上昇が懸念されているため，適応には配慮が必要である[6, 7]。
- ピオグリタゾンはIRIS試験において脳梗塞，一過性脳虚血性発作（TIA）発症後6カ月以内で糖尿病非発症のインスリン抵抗性を有する患者において脳梗塞，TIA再発高リスク群のほうが低リスク群に比較して再発予防の効果がより高いことを示した（4.9％ vs. 1.9％）[8]。
- DPP-4阻害薬は血糖降下作用だけでなく，血管内皮機能への影響も報告されている。また，DPP-4阻害薬であるリナグリプチンが，SU薬と比較して2型糖尿病患者の脳梗塞発症を有意に減少させたという報告もある[9]。

3　実際の症例

症例①　68歳男性，BMI 28

1 3年前に軽度の構語障害を伴った脳梗塞の既往あり。現在，脳梗塞の後遺症は認めない。

↓

2 40歳代からの高血圧歴および狭心症のため，60歳代より数回の経皮的冠動脈形成術（PCI）施行歴あり。網膜症はなく，腎症2期。スタチン，降圧薬，抗血小板薬を内服中。

↓

3 初診時HbA1c 8.2％，メトグルコ®750mg 分3開始。食事指導を行った。3カ月後，HbA1c 7.6％まで改善。LDL-Cが150mg/dLとコントロール不十分であったため，ストロングスタチンへの変更を行った。

↓

4 減塩，カロリー制限等の食事療法は遵守されている。また，自宅付近の散歩程度の運動をしている。

↓

5 トラゼンタ®5mg 朝1回内服を上乗せし，3カ月後にはHbA1c 7.2％まで改善。

↓

6 メトグルコ®を1,500mg 分3へ増量。3カ月後，HbA1c 7％未満へ到達し改善した。

文 献

1) Ueki K, et al:Lancet Diabetes Endocrinol. 2017;5(12):951-64.
2) 日本糖尿病学会:糖尿病治療ガイド2016-2017. 文光堂, 2016.
3) Ikeda F, et al:Cardiovasc Diabetol. 2013;12:164.
4) Sen S, et al:Stroke. 2018;49(2):355-62.
5) 日本動脈硬化学会:動脈硬化性疾患予防ガイドライン2017年版. 日本動脈硬化学会, 2017, p54.
6) Dormandy JA, et al:Lancet. 2005;366(9493):1279-89.
7) Wilcox R, et al:Stroke. 2007;38(3):865-73.
8) Kernan WN, et al:JAMA Neurol. 2017;74(11):1319-27.
9) Gallwitz B, et al:Lancet. 2012;380(9840):475-83.

(田口　学)

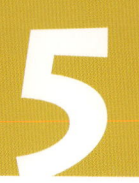

ステロイド薬を服用している場合

> **POINT**
>
> ▶ ステロイド投与中は過食傾向となるため，1日3食の適量摂取の徹底や過剰な間食を控えることなど，食事療法がより重要となる。
>
> ▶ 可能な範囲で適度な運動を行うことがインスリン抵抗性を軽減する一助となる。
>
> ▶ もともとの耐糖能異常の程度，ステロイドの種類や投与量，ステロイド投与開始後の血糖コントロール状況などを鑑みて治療薬を選択する必要がある。
>
> ▶ 糖尿病患者に中等量以上のステロイドが投与される場合，その多くでインスリン療法が必要となる。一方，非糖尿病患者に中等量以下のステロイドが投与される場合は，経口血糖降下薬のみでコントロール可能な場合も多い。

1 ステロイド薬投与による糖代謝への影響

■ 糖質コルチコイドが糖代謝に与える作用としては，①肝臓での糖産生亢進，②骨格筋や脂肪組織における糖取り込みの低下，③血中グルカゴン濃度の上昇，④膵β細胞からのインスリン分泌の抑制，などが挙げられ，全身におけるインスリン抵抗性の増強と直接的なインスリン分泌の抑制により耐糖能を悪化させることが知られている[1, 2]。

■ ステロイド糖尿病は本来，ステロイド薬投与が終了すれば糖尿病状態でなくなるはずだが，もともと有していた耐糖能異常がステロイド薬投与により顕在化し，過体重などをきっかけに悪化する場合が多い。

2 ステロイド薬を服用している場合の糖尿病治療

非インスリン療法

■ もともと糖尿病既往のない患者のうち，ステロイド投与後のHbA1cがおよそ9%未満であれば，非インスリン療法で血糖コントロールが可能である。

■ インスリン分泌促進系としてDPP-4阻害薬や週1回投与を含むGLP-1受容体作動薬をまず用いるが，効果不十分な場合はグリニド薬または朝食時1回のみ比較的作用時間

の短いSU薬（グリクラジド）を組み合わせる。

- インスリン抵抗性改善系としてビグアナイド薬を使用する。チアゾリジン薬も有効だが体重増加に注意が必要である。
- 糖吸収・排泄調節系として，α-GIは特にグリニド薬との合剤で使用しやすい。

インスリン療法

- もともと糖尿病のある患者に中等量（プレドニゾロン換算で30〜40mg）以上のステロイドが投与される場合，初めからインスリン療法を考慮する。
- 超速効型または速効型インスリン毎食直前1日3回注射が基本となる。
- 空腹時血糖が高い（＞140mg/dL）場合は持効型インスリンを追加し，1日4回注射の強化インスリン療法とする。
- GLP-1受容体作動薬やDPP-4阻害薬などの経口血糖降下薬の投与で効果不十分な場合には，速やかにインスリン療法を導入する必要がある。この際，空腹時血糖が高い場合は持効型インスリンの追加をまず考慮する。

投薬のコツと注意点

- 使用するステロイド薬の作用時間やタイミングにより，血糖が上昇しやすい時間帯が異なる。たとえば，プレドニゾロンを朝に服用する場合，昼食後から夕食後の血糖が上昇しやすい。インスリンや内服薬を使用する際は，意識して投薬量とタイミングを調節するとよい。
- 3食の食事内容や量の偏りは思わぬ高血糖や低血糖につながるため，あらかじめ食事内容を確認し，対応するとよい。
- ステロイド薬の投与量が不規則に変更となる場合は頻回に投与量調節が必要となるため，こまめな受診や血糖自己測定（SMBG）が必要になる。
- インスリン療法の場合，ステロイド薬の投与量が変更となることが事前にわかっている際は，注射量の変更を前もって指示しておく。

3 治療方法選択の実際

■ステロイド薬のうち，糖質コルチコイド作用を有する薬剤は作用時間や力価が異なるので注意が必要である（**表1**）。

表1 主なステロイド薬の作用時間と糖質コルチコイド作用

一般名	商品名	作用時間	生物学的半減期（hr）	血漿消失半減期（hr）	糖質コルチコイド作用	鉱質コルチコイド作用
ヒドロコルチゾン コハク酸ヒドロコルチゾン	コートリル®など ソル・コーテフ®，サクシゾン®など（注射剤）	短	8〜12	1.2〜1.5	1	1
酢酸フルドロコルチゾン	フロリネフ®など	短	8〜12	—	10	125
プレドニゾロン コハク酸プレドニゾロン	プレドニゾロン，プレドニン®など プレドニゾロン，プレドニン®など（注射剤）	中間	12〜36	2.5〜3.3	4	0.8
メチルプレドニゾロン コハク酸メチルプレドニゾロン	メドロール®など ソル・メドロール®など（注射剤）	中間	12〜36	2.8〜3.3	5	0.5
デキサメタゾン	デカドロン®など	長	36〜54	3.5〜5.0	25〜30	0
ベタメタゾン	リンデロン®など	長	36〜54	3.3〜5.0	25〜30	0

■文献では，食前血糖が200mg/dLまたは随時血糖が300mg/dLを超える場合はインスリン療法を選択すべきとされている[2,3]が，使用するステロイド薬によってインスリンの選択は異なる。

■海外の文献では，作用時間が短時間〜中間型のステロイド1日1回または1日2回（朝，昼）投与の場合，プレドニゾロン換算量に応じた中間型インスリン（NPH製剤，NPL製剤など）1日1回の投与が推奨されている（**表2**）[2]。

■一方，長時間作用型のステロイド1日1回投与や中間作用時間を有するステロイド1日2回（朝，夕）投与の場合，デキサメタゾン換算量に応じた持効型インスリン1日1回の投与が推奨されている（**表2**）[2]。**表2**の投与方法は，特にステロイド投与前に明らかな糖尿病を認めなかった症例で有効である。

表2 ステロイド投与量に対する中間型または持効型インスリン投与量の目安

プレドニゾロン投与量（mg/日）	中間型インスリン投与量（U/kg）	デキサメタゾン投与量（mg/日）	持効型インスリン投与量（U/kg）
≧40	0.4	≧8	0.4
30	0.3	6	0.3
20	0.2	4	0.2
10	0.1	2	0.1

（文献2より改変）

- もともと糖尿病がありインスリン療法を行っていた場合は，ステロイドの投与量から**表2**を参考に追加するインスリン量を決めることが可能である。ステロイド投与時のインスリンの分配は，基礎インスリン（ベース）と追加インスリン（ボーラス）の割合が3：7になるように投与するとよい[3]とされているが，日本人では1：3程度となることが多い。

- インスリン以外の治療では，GLP-1受容体作動薬を使用する報告例が近年散見されるようになってきている。

- 経口血糖降下薬では，DPP-4阻害薬，ビグアナイド薬のほか，グリニド薬やα-GI，またはそれらの合剤をステロイドの作用時間に合わせて投与することが多い。チアゾリジン薬の使用は体重増加に注意する。SGLT2阻害薬は理論上有効であるが，ステロイド薬を服用している場合のエビデンスはまだ不十分である。

4　実際の症例

症例①　70代男性，無職（糖尿病診断歴なし）

1 体重68.0kg，BMI 23.5。リウマチ性多発筋痛症の再燃に対し，プレドニゾロンが40mgまで増量され，HbA1c 6.3%→9%以上に悪化した。

↓

2 主科でグラクティブ®50mg朝1回が開始され，プレドニゾロン30mg（朝20mg，昼10mg）に減量した時点で当科にコンサルトがあった。この時点で随時血糖235mg/dL，HbA1c 8.3%であった。網膜症など糖尿病慢性合併症はなく，食事は1日3食バランス良く摂取されていた。

↓

3 グルファスト®25mg　分3（朝5mg，昼10mg，夕10mg）を上乗せし，3カ月後にはHbA1c 7.4%まで改善した。残薬数から服薬アドヒアランスは良好と判断し，継続とした。現在，プレドニゾロン11mgで維持され，処方変更せずHbA1c 6.7〜7%で推移している。

症例②　50代女性，無職（2型糖尿病で10年ほど加療歴あり）

1 体重62.0kg，BMI 25.5。近医でSU薬（アマリール®1mg）によりHbA1c 7〜7.5%程度の血糖コントロールであった。当院皮膚科で尋常性天疱瘡と診断され，プレドニゾロン30mg（朝1回）の投与が開始されたところ，随時血糖310mg/dL，HbA1c 8.6%と悪化した。

↓

2 主科より当科紹介となり，ステロイド投与による2型糖尿病の増悪と判断。網膜症がないことを確認した後，SU薬を中止し，ヒューマログ®朝4U－昼8U－夕6U，ランタス®朝6U*の強化インスリン療法を開始した。

＊プレドニゾロン30mgにて0.3（U/kg）× 62（kg）≒18（U）にアマリール®1mgの効力をインスリン6U程度と換算し，インスリン1日総量を24Uと算出した。さらに，ベース：ボーラス＝1：3となるように分割し，朝・昼・夕のボーラスを1：2：1～2となるように分割した。

↓

❸ SMBGで各食前および眠前の血糖を確認しながら，まずは毎食前血糖130mg/dL未満，次に眠前血糖180mg/dL未満となるように責任インスリンを2～3日ごとに2単位ずつ調節するよう指示。ヒューマログ®朝8U－昼16U－夕14U，ランタス®朝8Uで低血糖を起こすことなく血糖コントロール良好となった。

↓

❹ プレドニゾロン5mgの減量に対し2～4単位程度インスリンの減量を行い，現在はプレドニゾロン15mgとなり，ヒューマログ®朝6U－昼12U－夕10U，ランタス®朝6Uで良好な血糖コントロールを維持している。

文 献

1) Draznin B, et al：Diabetes Care. 2013；36(7)：1807-14.
2) Perez A, et al：J Diabetes. 2014；6(1)：9-20.
3) Gosmanov AR：J Clin Transl Endocrinol. 2016；5：1-6.

（近藤琢磨）

6 やせのある場合

POINT

▶ インスリンは同化ホルモンであり，その作用不足は同化不足と異化亢進（＝「やせ」）へ導く。

▶ したがって，「血糖上昇を伴うやせ」の代表例はインスリン分泌低下状態の1型糖尿病である。

▶ しかし，分泌不全だけでなく種々の病態（悪性疾患・炎症）によりインスリン抵抗性が上昇して高血糖を呈し，インスリン作用不足による代謝失調や原病による消耗によって異化が亢進し「やせ」に至る例も多い。

▶ 遺伝的疾患や全身性代謝異常症の中には「やせ」のある糖尿病を呈するものもある。

▶ 高齢者糖尿病では摂取不足による栄養不足やサルコペニアも問題となる。

▶ いずれも総合的診断力と治療法の適切な選択が求められる。

1 糖尿病治療における「やせ」

■「やせ」とは，BMI 18.5未満と定義される。しかし，実臨床ではBMI単独で判断することはなく，BMI 22未満の状態で，脂肪の分布・筋肉量・体重の経過等により評価することが多い。

■「やせ」は一般的には栄養摂取不足により生じ，低血糖が問題になることが多いが，「血糖上昇を伴うやせ」となると，病態は単純ではなく総合的判断を要する。

■「やせ」（低体重）には慢性的病態と短期間で生じる病態があるが，いずれにしても異化と同化，カロリー摂取量と消費量のバランスを評価し，全身状態・病態生理を把握することが重要である。

■「やせを伴う高血糖状態」では，以下の8つの病態が含まれる。

1 急性・亜急性のインスリン作用不足に対する生体の対応の破綻（高度脱水・代謝失調状態）により体重減少を生じた状態

2 膵疾患（膵炎・膵癌・膵切除後）でインスリン分泌が低下している状態。外分泌機能低下で吸収不全を合併することも多く，体重は減少しやすい

3 悪性疾患（膵癌も含む）や慢性炎症性疾患などによりインスリン抵抗性が増し，また消耗性にもやせている

状態

④腹部手術（特に胃切除後）や慢性炎症性腸疾患で吸収低下のある糖尿病

⑤ホルモン異常分泌による糖尿病で，体重減少を生じうる病態
　　―甲状腺中毒症，褐色細胞腫，グルカゴノーマ，ソマトスタチノーマ等

⑥上記以外の，インスリン作用が少ない結果「太らない＝非肥満」（やせ）となる状態。先天性・後天性のインスリン作用不足やインスリン抵抗性により同化が少ない状態
　　・いわゆる日本人に多いインスリン分泌が少ないパターンの2型糖尿病
　　・遺伝子異常・受容体異常等によるインスリン作用発現の低下

⑦脂肪萎縮性糖尿病（全身性）

⑧サルコペニア合併による「やせ」のある糖尿病

- ①は生理食塩水＋インスリンで治療。②③④⑤のうち，可能なものは手術，薬物治療，補正療法などで原因を除去する。膵炎や膵・胃切後の吸収障害の場合は，微量元素・膵酵素代替薬等も見直して栄養状態を確保した上で治療を選択する。⑥は状態をみて，インスリン適応か否かを含め判断し，治療を選択する。⑦はレプチン補充療法が有効とされる。⑧はサルコペニアの改善を図りつつ，治療法を選択していく。

- 治療の選択は，「やせ」のある糖尿病の病態がいかなるものでも，純粋にインスリン依存状態か否かと，インスリン分泌能・抵抗性を評価推定して決める[1]。

- インスリン依存状態・相対的必要状態ではインスリン治療が基本である。術前コントロール必要時も含め，インスリン適応例には積極的に導入する。

- メトホルミンは，肝臓における糖新生抑制，腸管からの糖吸収抑制などの作用があるが，代謝失調状態や酸素濃度低下のリスクがなく，ミトコンドリア機能障害のリスクがない状態が保たれるならば，「やせ」でも非適応とはならない。体重は少なく四肢が細くても内臓脂肪が多い例もあり，病態によっては積極的に必要となる。ただし，乳酸アシドーシスのリスクがある腎機能障害例では避け，高齢者には慎重投与とし，十分な経過観察を要する。

- SGLT2阻害薬は，異化亢進を誘発し筋肉量を落とす可能性があるため，通常の「やせ」症例においては避けるべきである（脂肪萎縮性糖尿病の病態では好適応との報告[2]あり）。

2　病態ごとの治療の原則と具体例

- 以下では，病態ごとの治療の原則と具体例を述べる。①⑤⑦は速やかに専門医に紹介すべきと思われる。

①急性代謝失調状態によるやせ状態の糖尿病（直ちに専門医に紹介）

- 高血糖の継続による尿糖排泄（高浸透圧利尿）に伴う著明な脱水状態と，異化亢進状態

（同化不足状態）の継続により体重減少をきたしている状態（いわゆる糖尿病コントロール不良で高度の脱水に伴いやせている状態であり，治療は急ぐ）。

■ インスリン作用低下で高血糖を生じるが，インスリン自体は同化ホルモンであり，多少の高血糖状態になっていても，ある程度までは余分なカロリーを内臓脂肪，脂肪筋など異所性脂肪として蓄積し，体重減少を生じずに経過する。しかし，糖代謝不良状態が進行して同化作用が発揮できなくなり（異化亢進状態），高浸透圧利尿による脱水が進行すると，「2週間〜1カ月で10kgの体重減少」などを容易に生じうる。

■ 飲水可能で脱水が軽度のこともあるが，診察時に著明な脱水状態・憔悴状態をみたときには，既に経口薬での補正が可能な段階を超えていると判断し，改善のためには十分な補液とインスリン投与が必要であるため，速やかに専門医のいる医療機関へ紹介すること。

症例①　65歳女性，1型糖尿病
（急性代謝失調状態：糖尿病ケトアシドーシスで入院加療）

1 8カ月前に空腹時血糖122mg/dL，HbA1c 6.3%。半年前HbA1c 6.5%。当初は食事療法を行い体重を落とした意識があったが，カロリーを多くとっても引き続き体重が減少。

↓

2 5カ月で8kg減少し，口渇も出現。その後，アイスクリームを多食，炭酸飲料を多飲し，易疲労感が強くなり救急要請。血糖 795mg/dL，pH 7.383，HCO₃⁻ 11.8，総ケトン体 11,964μmol/L，HbA1c 16.1%。

↓

3 意識清明で受け応えも問題なかったが，糖尿病ケトアシドーシスの診断で緊急入院。157cm，41.0kg（BMI 16.6），抗GAD抗体陽性。インスリン点滴で加療し自己インスリン注射導入。

↓

4 いわゆるハネムーン期を経て緊急入院から約7カ月後，トレシーバ®朝8単位，ノボラピッド®各食前7〜8単位で体重は49.6kgに復し，HbA1c 7.0%まで改善。

---

② 膵疾患（膵炎・膵癌・膵切除後）／
③ 悪性疾患・慢性消耗性疾患合併の糖尿病（原則，専門医に紹介）

■ やせた糖尿病症例では，慢性膵炎・悪性疾患・慢性消耗性疾患のスクリーニングは必須である。特に悪性疾患は，体重減少以外に自覚がないこともあり，注意を要する。膵切除・膵炎（急性・慢性）の既往や，アルコール摂取歴，手術歴をしっかり聴取すること。

■ 治療は，膵切徐後や膵炎後においても，インスリン分泌低下が軽度なら経口薬も可能な場合もあるが，インスリン治療を必要とすることが多い。血糖上昇を恐れて自主的に食事を減じ，やせることもままあり，栄養状態の保持のためにインスリン治療の必要性を適宜説得することも重要である。

■悪性腫瘍合併や肝硬変合併により血糖上昇している場合は，インスリン分泌能が保たれていても原則としてインスリン治療となる。

症例②　49歳男性（膵癌）

1 10年前に糖尿病予備軍と指摘されていたが，1年半で終診。1年前より口渇・多飲・多尿を自覚し，約10kgの体重減少を認め，近医受診。HbA1c 20%。

↓

2 DPP-4阻害薬，SGLT2阻害薬を処方され，1カ月様子をみたが改善がなく紹介。166cm，51kg，BMI 18.5，血糖626mg/dL，pH 7.360，HCO_3^- 19.6，総ケトン体 8,607 μmol/Lを認め，緊急入院。

↓

3 点滴加療後，自己インスリン注射導入。膵癌Stage Ⅳが判明。血糖はインスリン治療で良好となり，6カ月後HbA1c 7.4%，体重61.2kg（BMI 22.2）。

↓

4 その後はHbA1c 8%未満を目標としてQOLを優先してフォロー。化学療法開始から約1年半が経ったが，特に疼痛もなく独歩で通院し日常生活を送っている。

症例③　81歳女性（膵腫瘍で膵切除後，やせ・低栄養が持続した症例）

1 膵腫瘍切除目的で紹介。初診時149cm，44kg，BMI 19.8。術後インスリン自己注射を希望せず，DPP-4阻害薬を開始し退院。

↓

2 摂食が進まず5カ月で約5kg体重減少。HbA1c 6.2%程度で経過していたが，体重は35kg（BMI 13.1）まで低下し，1.5AG＜1.0が継続するため，説得してインスリン導入。ノボラピッド®朝2単位 夕2単位から開始。低血糖に留意しながら徐々に単位を上げ，38kgまで回復。

症例④　71歳男性（胃癌多発肝転移，大腸癌）

1 181cm，58kg，BMI 17.7。半年間で6kgの体重減少あり。胸痛で循環器科に紹介されたが，循環器科精査で冠動脈疾患はなく，血糖 452mg/dL，HbA1c 10.3%で初めて糖尿病を指摘され，内分泌科に紹介。

↓

2 朝食前後血糖241→221mg/dL，IRI 10.5→31.3 μU/mL（HOMA-R 4.7），尿中CPR 147 μg/日。精査の結果，胃癌多発肝転移が判明。インスリン導入。ノボリン®各食前（10-4-4）単位皮下注で各食前血糖（122-176-188）で退院し，外来で調整。

3 消化器科で化学療法開始。約7カ月後，永眠。

4 腹部手術後（胃切除後）：吸収障害による貧血や低アルブミン血症に留意（原則，専門医に紹介）

■ グリニド薬やDPP-4阻害薬，術後，時期をおいてからのα-GIの慎重投与の併用で対応するが，食後高血糖が抑えられず，超速効型インスリンが必要になることも多い。

症例⑤　81歳男性（胃切除後）

1 46歳のときに胃癌で胃切し，その後糖尿病を指摘される。154cm，41.5kg（BMI 17.5）。グリベンクラミド（2.5-0-1.25）mg＋ボグリボース0.9mg 3×で食後血糖高値（300〜400mg/dL）がコントロールできないものの，インスリン治療等は希望せず経過。

2 その後，転落により脊椎損傷を負い，術後にナテグリニド（120-60-120）mgに変更し，各食前血糖（100-143-136），朝食後2時間血糖（166）の状態でリハビリ病院へ転院。

5 ホルモン異常分泌に伴うやせを呈し，血糖上昇・糖尿病を認める状態（疑ったら早い段階で専門医に紹介）

■ 治療の原則はホルモン異常値の是正であり，まずは診断することが鍵である。是正までの加療は血糖上昇の程度と病態・リスクにより判断するが，一過性にインスリン加療を要することも多い。

■ ホルモン異常分泌の有無は，悪性疾患のスクリーニングと同時並行でチェックする。やせと血糖上昇を呈するものとしては甲状腺中毒症，褐色細胞腫（基礎代謝亢進），グルカゴノーマ（下痢・特殊な皮疹），ソマトスタチノーマなどが知られているが，頻度が高いのは甲状腺中毒症であり，適宜ホルモン値を測定する。やせて血糖が上昇した場合，血糖が高くてやせたととらえられがちであり，特に甲状腺中毒症では活気があるように見えるため，違和感を持ちつつも，多忙な日常診療の中で診断が先送りされる可能性がある。どこか変だと思ったらすぐ鑑別する心構えが重要となる。

■ クッシング症候群でも，四肢近位筋の萎縮によりやせて見えることがあり注意する。体幹，特に腹部に脂肪がつくのでBMI自体が20を切ることは稀だが，見かけは「服から出ている四肢」になるためやせととらえられ見落とされやすい。いずれも専門的加療を要するため，疑わしいときは内分泌専門医へ紹介が必要である。

症例⑥　77歳女性（糖尿病の加療中にバセドウ病を発症した症例）

1 147cm，35年来の糖尿病。70歳でインスリン導入。74歳時，体重48.1kg，HbA1c 6.4%。その後，体重が減少し11カ月後には38kg（BMI 17.3）。動悸が出現し，バセドウ病と診断。

↓

2 経過中，インスリン投与量は1日7単位から12単位まで増量したが，HbA1c 7.4%まで上昇。バセドウ病の治療開始6カ月後にはHbA1c 7.0%で1日インスリン量は6単位に減じており，体重は42〜43kgへ。さらに，治療開始後21カ月で47kgに復した。

6 上記以外の，インスリン作用が少ない結果「太らない＝非肥満」（やせ）となる状態

■ インスリン作用が「不足した」というより「もとより少ない」状態。このような状態を呈するものには，いわゆる遺伝子異常と，体質・特徴とされる状態の2つがある。

1）遺伝子異常によると思われるインスリン分泌低下や作用低下。臨床的発現は多様で全例がやせになるわけではないが，やせ（＝非肥満）に傾く傾向にあると考えられる。

β細胞機能異常
- インスリン遺伝子異常（膵β細胞機能異常）
- MODY（maturity-onset diabetes of the young）の一部
- ミトコンドリア糖尿病（ミトコンドリア脳筋症）
- 新生児糖尿病

インスリンシグナル伝達関連遺伝子異常
- インスリン受容体異常症（小児期に診断されることが多い）

■ 治療は，明らかに膵分泌能が低下している場合はインスリン療法の適応だが，臨床像は多様であり，そのときの膵分泌能・抵抗性で判断する。

症例⑦　49歳男性（ミトコンドリア脳筋症*）

1 27歳時に糖尿病と診断される。155cm，43kg，BMI 17.9。5年間経口血糖降下薬で治療を受けたが，コントロールが悪化しインスリン導入。HbA1c 7.5〜7.9%で経過。

↓

2 その後，9%台になり再入院。進行性の筋萎縮と筋力低下，難聴があり，インスリン分泌能の相対的低下を認め，遺伝子診断でミトコンドリア脳筋症（3243変異）と診断された。診断時38.5kg（BMI 16.0）。

↓

3 49歳現在，ノボリン®30R 16単位／日でHbA1c 7.0%，37.4kg。リボトリール®内服中。

＊ミトコンドリア脳筋症：典型例は若年発症で肥満歴がなく，早期にインスリン依存状態へ移行。難聴を高率に合併するとされるが，個体差が大きい。

2) いわゆる「日本人に多いインスリン分泌の弱い」2型糖尿病。多因子遺伝病タイプと言われる。

■ インスリン分泌は白人に比べて少ないとされるが，すぐにインスリン治療を要するわけではない。また，食習慣が多量のインスリン分泌を必要としない場合は，生涯インスリン治療を要さないこともある。

■ メトホルミンはすべてにおいて第一に用いられてもよいが，日本人の非肥満例で，メトホルミンよりDPP-4阻害薬が有用でありα-GI・グリニド薬併用で良好にコントロールされた1例を以下に示す。

症例⑧　66歳女性（日本人高齢者に多い食後高血糖タイプの2型糖尿病）

1 151cm，38.0kg，BMI 16.7，HbA1c 7.5%，Alb 4.6g/dL，ChE 288U/L。1,440kcalで指導を開始したが，その後HbA1c 7.6〜8.3%で経過。朝食前−1時間−2時間血糖（141−298−285）mg/dL，IRI（2.43−23.0−28.4）μU/mL。メトホルミン250mgより開始し，漸増して1,500mgで継続。HbA1c 7.1〜7.2%。

↓

2 2016年5月，朝食前−1時間−2時間血糖（122−284−189）mg/dL，IRI（0.85−19.9−22.8）μU/mL。その後，テネリグリプチン20mg 1×に変更。ボグリボース0.6mg 2×，レパグリニド0.5mg 2×追加。HbA1c<7.0%継続で低血糖なし。朝食前−1時間−2時間血糖（124−178−183）mg/dL，IRI（3.20−27.48−38.47）μU/mL，HbA1c 6.6%，39.8kg，BMI 17.5。

---

7 脂肪萎縮性糖尿病（全身性）（疑ったら早い段階で専門医に紹介）

■ 脂肪萎縮性糖尿病の詳しい病態や臨床写真については，文献3・4をご参照頂きたい。

■ 脂肪組織が全身性あるいは部分性に減少・消失し，強いインスリン抵抗性を呈する疾患。皮下脂肪がほとんどないが，手首だけ出ている着衣状態ではわからないため全身の診察が重要。部分性は他部位が代償して脂肪沈着し，やせでないことも多い。

■ 原因としては，先天性（遺伝性）・後天性のものが知られている。レプチンをはじめとするアディポサイトカインの低下を認め，これによる強いインスリン抵抗性のため従来の治療では改善が難しく，インスリンを投与する場合は大量を要するとされる（メトホルミンもエビデンスがなく，チアゾリジン誘導体も全身性脂肪萎縮性糖尿病には無効とされる）。

■ レプチンがインスリン抵抗性をはじめ，高血糖・高中性脂肪血症・脂肪肝を劇的に改善することが報告されており，現在，治療の第一選択はレプチン補充療法になる。

- 診断がきわめて重要となる疾患である。最近，先天性脂肪萎縮性糖尿病に対しSGLT2阻害薬を投与したところ，著明な改善を認めた報告があり注目を集めている。診断・治療のため専門機関への紹介が望ましい。

8 サルコペニア合併による「やせ」のある糖尿病

- いわゆるサルコペニアにより体重低下をきたしている状態。高齢者診療では特に留意すべき点のひとつ。高齢者は種々の疾患合併で運動が制限される状況にあり，サルコペニアを生じて運動不足が加速し，異所性脂肪沈着が進む悪循環に陥るリスクがある。「治せるサルコペニアは治す」ことが重要である。

症例⑨　85歳男性

1 25年来の糖尿病。肺炎・胸膜炎での緊急入院を契機に当院へ転医。脳梗塞後であり脊柱管狭窄症併存により杖歩行。肺気腫はあるが呼吸苦はない。172cm，56.8kg，BMI 18.9。2017年5月，HbA1c 9.5%。これまでの処方にシュアポスト®追加。

↓

2 同年7月，HbA1c 8.5%。1,000歩以上は歩けないということで精査したところ，閉塞性動脈硬化症（ASO）が明らかとなり血管内科に紹介。

↓

3 同年9月，HbA1c 7.3%に改善したところで血管内治療施行（58kg）。その後，歩行距離が伸びて活動性が増し，糖尿病薬は同治療薬を継続。経皮的血管形成術（PTA）後5カ月で体重60kgに増加し，8カ月後HbA1c 6.8%となった。

〈その他〉

- COPD合併糖尿病症例では，呼吸運動によるエネルギー消費でやせている場合も多い。適正な摂取カロリー量を指導し，必要時は積極的に在宅酸素療法を導入してQOL改善をめざす。

文 献

1) 日本糖尿病学会，編著：糖尿病専門医研修ガイドブック改訂第7版．診断と治療社，2017．
2) Kawana Y, et al：Ann Intern Med. 2017；166(6)：450-1.
3) 海老原 健，他：日臨．2012；70(増刊5)：179-82.
4) 安藤忠夫：日臨内科医会誌．2010；24(5)：551.

（藤田寛子）

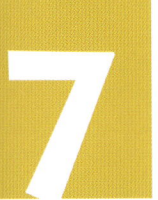

7 肥満のある場合

POINT

▶肥満のある場合にはインスリン抵抗性が存在する。

▶肥満に適した経口血糖降下薬は，インスリン抵抗性を改善する薬剤である。

▶インスリン抵抗性を改善する薬剤には，チアゾリジン薬，ビグアナイド薬，SGLT2阻害薬がある。

▶肥満に不適な経口血糖降下薬は，インスリン分泌を増やすスルホニル尿素薬である。

1　肥満の病態とインスリン抵抗性

■インスリンによる糖の取り込みは骨格筋が担っている。インスリンが骨格筋に作用するとGLUT4が細胞内貯蔵部位から細胞膜表面へ動員され（トランスロケーション），細胞膜のGLUT4量が増加し，糖取り込み増加が惹起されて血糖値は低下する（**図1**）。

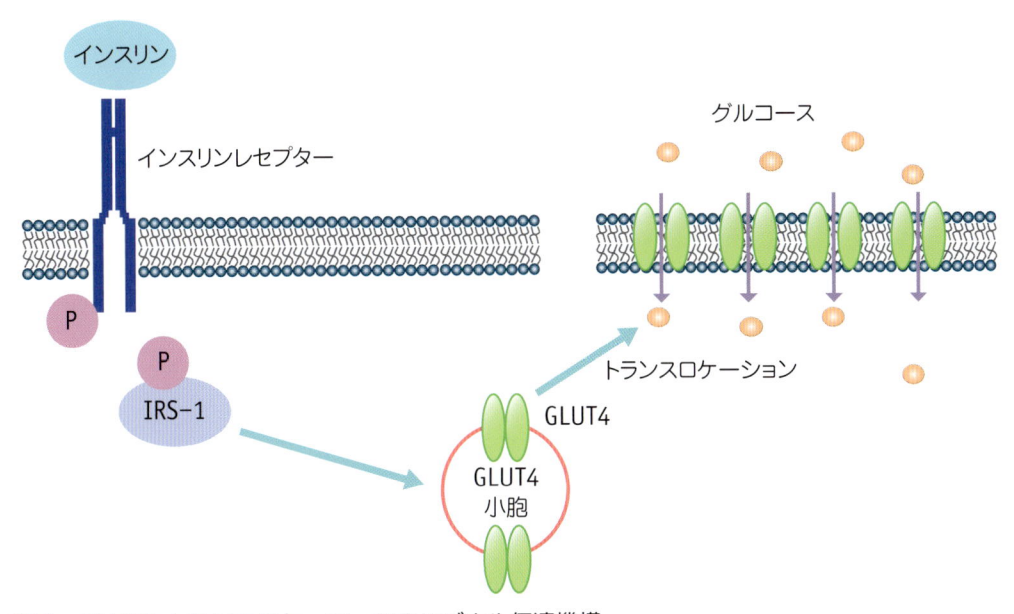

図1　GLUT4 トランスロケーションのシグナル伝達機構

■ 骨格筋においてインスリンの作用が十分発揮できない状態をインスリン抵抗性と言う。この機序に関しては当然，GLUT4そのものの発現が落ちることもインスリン抵抗性と言えるが，ヒトでは現時点でその報告はない。現在のところ，インスリンの細胞内シグナル蛋白であるIRS-1のチロシンリン酸化低下で説明づけられることが多い[1]。高インスリン状態，TNF-α[2] を代表とするアディポカインなどが，IRS-1のセリンやスレオニン部位をリン酸化させることでインスリン刺激によるIRS-1のチロシンリン酸化が落ちる（**図2**）。

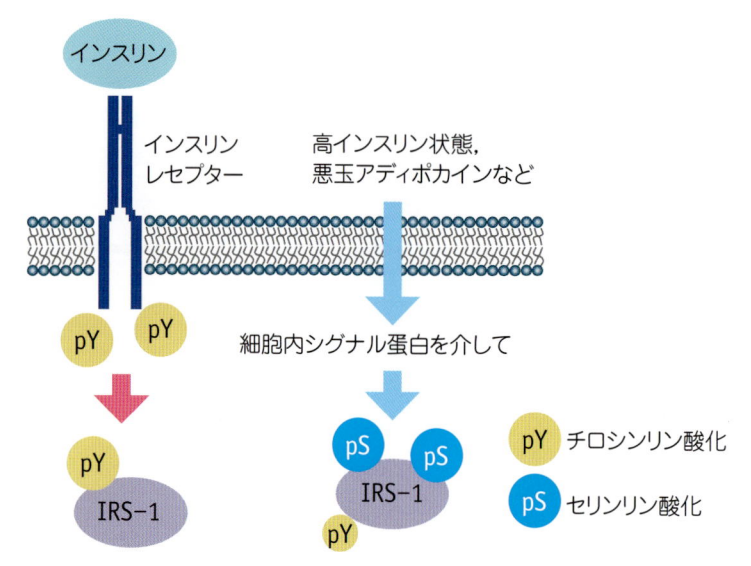

図2　インスリン抵抗性機構
アディポカインなどによるIRS-1のセリンリン酸化は，チロシンリン酸化を抑制する

■ 肥満および内臓脂肪蓄積型肥満の状態では，肥大化した脂肪細胞から**図3**に示すTNF-α，遊離脂肪酸などのインスリン抵抗性を示す生理活性物質であるアディポカインが分泌される。一方で，インスリン抵抗性を改善するアディポネクチンの脂肪細胞からの産生が低下することでインスリン抵抗性をきたす。また，一部の悪玉アディポカインは，

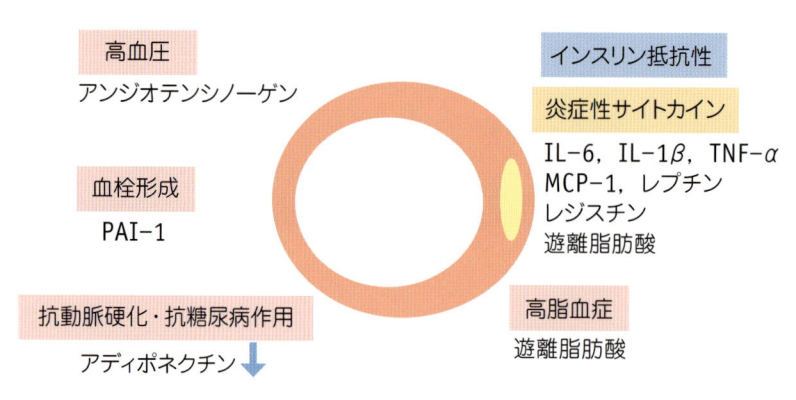

図3　肥大脂肪細胞から分泌されるアディポカイン

全身の臓器で似たようなメカニズムによりインスリン作用低下を起こし血糖を悪化させると考えられており，特に肝臓の糖取り込み低下や糖産生亢進も広義のインスリン抵抗性と言える。

2 肥満に適した/不適な経口血糖降下薬

肥満に適した経口血糖降下薬

選択基準

■ 前述のように，肥満は膵臓から出ているインスリンの効き目を悪くして，高インスリン血症の状態にあるので，肥満に適した経口血糖降下薬の選択基準は以下のようになる。

> ① 筋肉や肝臓などにおけるインスリンの効き目を戻す。
> ② 体重を減らす（内臓脂肪が減ることで悪玉アディポカインが減少し，インスリンの効き目が戻る）。

適した経口血糖降下薬

チアゾリジン薬（本邦ではピオグリタゾンのみ）：2章2

■ メカニズムは不明なところも多いが，肥大化した脂肪細胞のアポトーシスおよび，脂肪前駆細胞に作用してアディポネクチンを分泌する小型脂肪細胞に分化させることなどから，脂肪細胞のアディポカインのプロフィールを改善する。

■ 患者によっては腎臓からの水分再吸収を増やす作用により体重増加，むくみ，心不全をきたすことがあり，特に高齢者ではBNP 100pg/mL以上は投与中止の目安となる。

■ 女性も男性に比べてむくみをきたしやすく，少量からの投与が望ましい。

■ 最近では，食欲中枢に作用して食欲が増すことで体重が増えるという基礎・臨床からの報告もある。

■ 骨に作用して骨吸収促進をきたすという報告もあり，高齢女性で骨粗鬆症がみられる患者には慎重投与である。

ビグアナイド薬（メトホルミンでの報告が主体）：2章1

■ 末梢でのインスリン抵抗性を改善させる働きがあるが，詳細なメカニズムは不明である。

■ 一部では，AMP活性化プロテインキナーゼ（AMPK）に作用することで脂質代謝の改善に関与していると考えられている。

■ 肝臓ではグルカゴン作用抑制，また解糖系の酵素発現などに作用して糖新生を抑制する。

■ トピックとして，腸内細菌叢を変えることが全身のインスリン抵抗性改善につながるという報告もある。

■ 日本の臨床研究では，単独では体重を軽度低下させ，多剤併用でも増やさないと報告されている。

■ 胆汁酸の再吸収を抑え，腸管に排泄された胆汁酸が小腸からGLP-1を出すことで末梢

でのインスリン抵抗性を改善する作用も報告されており，実際，メトホルミン投与により内因性GLP-1が増えることがヒトでも報告されている。陰イオン交換樹脂コレステロール降下薬を前投与し，その後メトホルミンを追加しても内因性GLP-1の増加は認められないことから，メトホルミンの胆汁酸を介したGLP-1分泌促進作用が証明されている。

- 乳酸アシドーシスの副作用があるため，心・肝・腎・呼吸不全の患者への投与は避けるべきである。特に腎機能が低下する可能性のある75歳以上では，日本糖尿病学会からも新規投与は推奨されておらず，現在使用中の患者は慎重に経過をみる必要がある。
- 肝臓での糖新生抑制による空腹時血糖降下作用は投与開始早期に現れるが，末梢でのインスリン抵抗性改善作用は2～3カ月後に現れる場合もあるため，慎重にHbA1cの推移をみる必要がある。
- 用量依存性に効果を認め，メトホルミンでは最大2,250mgまで投与可能である。

SGLT2阻害薬：2章7

- 糖を再吸収するSGLT2を阻害することでインスリン分泌・抵抗性に非依存的に尿から糖を排泄する。それにより糖毒性が改善してインスリン抵抗性も解除される。
- 尿から糖を排泄することで，半年程度で約2～3kgの体重低下が望める。
- 尿路・生殖系の感染症には注意する。

肥満に不適な経口血糖降下薬

選択基準

- 肥満に不適な経口血糖降下薬は以下の通りである。

> ①インスリン分泌を増やして，高インスリン血症を助長する。
> ②体重を増やす（メカニズムは体重を減らすことと逆になる）。

不適な経口血糖降下薬

スルホニル尿素薬：2章3

- 血糖非依存性にインスリン分泌を増大させ，さらに体重増加をきたす。

ニュートラル～適することもある経口血糖降下薬

DPP-4阻害薬：2章5

- インスリン分泌系の薬剤であるが，血糖依存性であり高インスリン血症を助長しない。
- 体重は増えることも，減ることもない。
- DPP-4はアディポカインであり，DPP-4の分泌が増える内臓脂肪の多い肥満患者に対しては血糖低下効果が減弱する。
- DPP-4阻害により増えるGLP-1は，末梢でインスリン抵抗性を改善する作用（肝臓のマクロファージに働いて脂肪肝を低下させる作用など）があると言われている。

α-グルコシダーゼ阻害薬：2章6

■ 二糖類の分解を阻害して，ゆっくりと腸管で分解・吸収されることで，小腸下部のL細胞に達したグルコースの作用によりGLP-1の分泌を促し，体重を増やさず，減らす可能性も一部の薬剤で報告されている。

3 実際の治療開始例

症例① 30～65歳未満，BMI 26

健康診断で糖尿病を指摘され，食事療法・運動療法で3カ月様子をみるも，HbA1c 7.5%以上と依然高値を認めている。

〈治療開始例〉

1 アクトス®15mg／日より開始。HbA1c，体重増加の状況をみて，30mgから45mgの範囲での増量。

⬇

2 メトグルコ®500mg 2錠 朝・夕 分2より開始。HbA1cの状況をみて，750mg 3錠 朝・昼・夕 分3または，1,000mg 2錠 朝・夕 分2に増量とする。肝機能，その他の画像検査などから，脂肪肝があり，空腹時血糖値がHbA1c値に比べて高値であれば，メトグルコ®が開始薬として適していると思われる。

⬇

3 SGLT2阻害薬の通常量を1錠／日より開始。HbA1cの改善度などをみてメトグルコ®，アクトス®の追加も考慮。

※体重低下によりBMIが低下すれば，DPP-4阻害薬の追加も推奨される。

症例② 30～65歳未満，BMI 31

健康診断で糖尿病を指摘され，食事療法・運動療法で3カ月様子をみるも，HbA1c 7.5%以上と依然高値を認めている（症例①のBMIが30を超えているパターン）。

〈治療開始例〉

1 効果は認めるが体重増加を助長するため，アクトス®はセカンドチョイスとして，まずはメトグルコ®またはSGLT2阻害薬で治療開始がよいであろう。

※その他，高齢者，心血管病変の既往，骨粗鬆症，心不全，腎障害などがあれば，それぞれの薬の作用・副作用などに応じて薬剤の種類・量を変更して，場合によっては肥満に推奨されないSU薬やDPP-4阻害薬の処方も考慮する必要がある。

文 献
1) Lavan BE, et al:J Biol Chem. 1997;272(17):11439-43.
2) Mothe I, et al:J Biol Chem. 1996;271(19):11222-7.

（保坂利男）

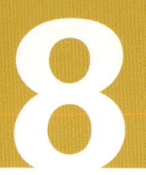

8 妊娠・出産希望のある場合

1 妊娠を近いうちに予定している場合

インスリン

■妊娠糖尿病や糖尿病合併妊娠の治療薬として安全性が確立しているのはインスリンのみであり，『糖尿病診療ガイドライン』[1]では妊娠前からインスリン治療を選択するよう記載されている。

メトホルミン

■添付文書上は禁忌の扱いだが，ヒトでの催奇形性は否定的で，妊娠前や妊娠初期の使用は問題ないとされている。肥満，インスリン抵抗性が基礎にあり血糖コントロールが不良な症例では使用し，妊娠が判明した時点で中止すればよい。

2 将来的には挙児希望があるが，現時点では予定のない場合

■非妊娠時と同様，病態に応じた薬剤選択を行う。

■妊娠を検討する時期になったら，事前にインスリンへの切り替えと調整が必要である旨を説明しておく。

■妊娠した場合は早期に専門医に相談する。

3 妊娠中のインスリンの選択

■ インスリンの中でも, 妊娠中の使用の安全性がほぼ確立しているものと, そうでないものがある (**表1**)。

表1 インスリンの妊娠中における使用の安全性

分類名	一般名	商品名	安全性[2]	
速効型インスリン	インスリンヒト	ヒューマリン®R	安全	RCT／メタアナリシスはないが安全性は確立している
超速効型インスリン	インスリンアスパルト	ノボラピッド®	安全	RCTまたはメタアナリシスで速効型インスリンと比較し, 児の転帰に差はなく, 低血糖の頻度減少, 生活の質の改善などが示されている
	インスリンリスプロ	ヒューマログ®	安全	
	インスリングルリジン	アピドラ®		妊娠中の安全性を示したRCTはない
中間型インスリン	ヒトイソフェンインスリン水性懸濁	ノボリン®N	安全	RCT／メタアナリシスはないが安全性は確立している
持効型インスリン	インスリンデテミル	レベミル®	安全	中間型インスリンとの比較のRCTで, 低血糖の頻度を増やさずに空腹時血糖値を改善することが示されている
	インスリングラルギン	ランタス®注		中間型インスリンとの比較のメタアナリシスで, 周産期合併症に差はないと示されている
		ランタス®XR注		妊娠中の安全性を示したRCTはない
		インスリングラルギンバイオシミラー		妊娠中の安全性を示したRCTはない
	インスリンデグルデク	トレシーバ®		妊娠中の安全性を示したRCTはない

添付文書上はいずれも慎重投与となっている

■ 上記を参考に, 実臨床では超速効型インスリンにアスパルトもしくはリスプロ, 持効型インスリンにデテミルを用いて管理することが多い。

■ インスリン製剤の変更により, 一時的に高血糖やケトーシスなど管理不良となる場合もあるため, 妊娠前にあらかじめ切り替えておくことが望ましい。

■ 1型糖尿病で内因性インスリン分泌の枯渇した症例などでは, デテミルではコントロールが困難な場合がある。デグルデクやグラルギンは安全性に関する報告は少ないが, 血糖改善効果が潜在的リスクを上回ると考えられる場合は, 十分なインフォームドコンセントを行った上でこれらの選択も考慮される。

■ 妊娠前に良好な血糖コントロールを達成している場合は, 持効型インスリンアナログであるデテミルやグラルギン治療を継続することも考慮する[3]。

4 経口血糖降下薬の研究

■現時点でわが国において，妊婦への使用に関して安全性が確立された経口薬はないものの，既存の研究では以下のように報告されている。

メトホルミン

■メトホルミンは，インスリン抵抗性を伴う多嚢胞性卵巣症候群（PCOS）の排卵障害に使用されることから，妊娠第1三半期の使用報告例が多数集積されている。

メトホルミン使用による催奇形性

■メトホルミン使用による催奇形性は否定されている。PCOS患者において，妊娠初期のメトホルミン使用の有無により，新生児の大奇形の発生率に差はないとのメタ解析が複数ある[4]。

PCOSを合併した糖尿病患者への使用

■肥満やインスリン抵抗性が基礎にありPCOSを合併している糖尿病患者では，メトホルミンの使用により排卵が誘発され，不妊治療につながる可能性があり，良い適応である。

■メトホルミンのPCOSに対する効果には様々な報告があり，必ずしも一定ではないものの，排卵誘発薬であるクロミフェン単独での治療に抵抗性を示すPCOS患者では，メトホルミンの併用により排卵率，累積妊娠率，生残率が上昇するとの報告が多数ある[5, 6]。また日本産科婦人科学会生殖・内分泌委員会が2009年に示した治療指針でも，クロミフェン抵抗例のうち，肥満，または耐糖能異常かインスリン抵抗性を有する症例に対してメトホルミンの併用を推奨している[7]。

妊娠中の使用に関する安全性・有効性

■妊娠中のメトホルミンの使用に関しても安全性や有効性が示されている。妊娠糖尿病に対する大規模RCTやシステマティックレビューでは，メトホルミン治療群とインスリン治療群で奇形発生率，新生児合併症，母体血糖，母体高血圧，産褥耐糖能などに差はないと報告されている[8, 9]。ただし，メトホルミン治療群の半数でインスリンの併用を要した。また，早産率の増加を示すデータもあるが，臨床的には問題となるほどの違いではなかったと考察している。

各国の判断

■次に示すように，良好なデータが集積されつつあるものの，長期的な影響は定かでないことを重視した指針となっている。

- **日本糖尿病学会（JDS）2016／米国糖尿病学会（ADA）2018**
  メトホルミン使用による長期の安全性は確認されておらず，また早産が増える可能性があり，妊娠が判明したら中止を指示する。
- **英国国立医療技術評価機構（NICE）2015**
  血糖改善効果が潜在的リスクを上回る場合は，妊娠前および妊娠中に代替薬もしくは補助薬としてメトホルミンの使用をアドバイスしてもよい。

■ よって現時点では，妊娠前や妊娠初期の使用は問題ないが，妊娠が判明した時点で中止することが望ましいと考える。

その他の経口血糖降下薬（表2）

■ 積極的に使用するメリットはなく，妊娠を近いうちに予定する場合は避けるべきである。

表2　各経口血糖降下薬の妊婦への使用

分類名	文献2における記載	添付文書	
スルホニル尿素薬	リスク・ベネフィットを個々の症例で判断し選択	禁忌	
速効型インスリン分泌促進薬	リスク・ベネフィットを個々の症例で判断し選択	禁忌	
チアゾリジン薬	リスク・ベネフィットを個々の症例で判断し選択	禁忌	
α-グルコシダーゼ阻害薬	リスク・ベネフィットを個々の症例で判断し選択	ボグリボースのみ有益性投与その他は禁忌	
GLP-1受容体作動薬		インスリンへ切り替える	インスリンに対するアレルギー症例で検討され，米国糖尿病学会で症例報告がある。わが国でも臨床研究が進行中である
DPP-4阻害薬		有益性投与	
SGLT2阻害薬		インスリンへ切り替える	

5　妊娠と糖尿病管理

■ 妊娠前や妊娠初期の器官形成期の高血糖が先天奇形および流産の誘因となるため，妊娠前から厳格に血糖を管理し，計画妊娠を指導することが重要である。

妊娠前の糖尿病の管理目標，妊娠許可条件
良好な血糖コントロール
- HbA1c 6.5%未満をめざすが，7.0%までは許容。
- 実際は，1型糖尿病患者でHbA1c 7.0%に到達困難でも許容するケースはある。

- 低血糖を回避しつつ，可能な限り正常に近い血糖コントロールをめざす。

細小血管障害

- 網膜症：福田分類で良性網膜症まで。増殖前網膜症以上の場合，治療により網膜症が安定化するまで避妊を指導する。
- 腎症：腎症2期（微量アルブミン尿）まで。

その他，妊娠前にチェックしておくべきポイント

- 降圧薬の調整

  ACE阻害薬，ARBでは胎児発育不全，先天奇形などのリスクがあり，妊娠前から中止する[10]。

- 脂質治療薬の調整

  スタチン系薬剤やフィブラート系薬剤は妊婦に対して禁忌であり，妊娠前から中止する。

- 甲状腺機能のチェック

  妊娠可能年齢の女性では甲状腺疾患を合併する頻度が高いため検査（fT4, TSH）を行う。

6 　実際の症例

症例① 　32歳女性，BMI 22

1 5年来の2型糖尿病で，ノボラピッド®朝10単位，昼8単位，夕8単位，トレシーバ®夕8単位で治療され，HbA1c 7.2%であった。

↓

2 結婚し，妊娠を計画することとなり，持効型インスリンをトレシーバ®からレベミル®へ変更。

↓

3 レベミル®ではトレシーバ®より効果が弱いことを考慮し，トレシーバ®8単位をレベミル®10単位とした。ノボラピッド®は同量で継続とし，食前に加え食後2時間の血糖測定を少なくとも週2日は行うよう勧めた。

↓

4 HbA1c＜7.0%までは避妊を指示。コントロール強化のため食事療法の見直しも同時に行った。HbA1c 6.8%となり妊娠を許可した。

症例② 　28歳女性，BMI 25

1 3年来の2型糖尿病でメトグルコ®1,500mg／日で治療され，HbA1c 6.7%であった。

↓

2 予定外の妊娠が発覚。経口血糖降下薬を使用中に妊娠した場合でも先天奇形の頻度増加を示す証拠はなく，安心してインスリンに切り替えればよい旨を説明。

↓

3 メトグルコ®は中止。空腹時血糖は90〜100mg/dL程度と高値ではなかったため，インスリンはヒューマログ®各食3単位で開始した。

⬇

4 血糖自己測定（SMBG）で食前血糖100mg/dL未満，食後2時間血糖120mg/dL未満となるよう調整を行い，血液検査ではグリコアルブミン（GA）を用いて評価し，GA 15.8％未満を目標とした。

文 献

1) 日本糖尿病学会：糖尿病診療ガイドライン2016. 南江堂, 2016, p371-3.
2) 伊藤真也, 他編：妊娠と授乳. 南山堂, 2014.
3) NICE：Diabetes in pregnancy：management from preconception to the postnatal period. 2015.（2018年7月閲覧）
https://www.nice.org.uk/guidance/ng3/resources/diabetes-in-pregnancy-management-from-preconception-to-the-postnatal-period-51038446021
4) Gilbert C, et al：Fertil Steril. 2006;86(3):658-63.
5) Siebert TI, et al：Fertil Steril. 2006;86(5):1432-7.
6) Moll E, et al：Hum Reprod. 2008;23(8):1830-4.
7) 久保田俊郎, 他：日産婦会誌. 2009;61(3):902-12.
8) Rowan JA, et al：N Engl J Med. 2008;358(19):2003-15.
9) Lautatzis ME, et al：Metabolism. 2013;62(11):1522-34.
10) 日本妊娠高血圧学会, 編：妊娠高血圧症候群の診療指針2015. メジカルビュー社, 2015.

（永田友香）

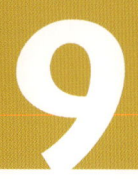

小児の糖尿病

POINT

▶小児1型糖尿病の治療は，特に年少児ではインスリンポンプ療法が主流である。

▶小児2型糖尿病の治療の基本は，食事療法と運動療法である。

▶小児2型糖尿病の薬物療法の第一選択薬はメトホルミンである。

1　小児1型糖尿病を診るポイント

■必ずしも糖尿病ケトアシドーシスで発症するわけではなく，3歳児健診や学校検尿の尿糖スクリーニングで発見され，診断確定時は無自覚・無症状であることもある。

■胃腸炎様症状で発症することがあり，少しでも疑わしければ，まず血糖を確認する。

■1型糖尿病診断時の自己抗体は，年小児では抗IA-2抗体，抗インスリン抗体および近年見出された亜鉛輸送担体8（ZnT8）に対する抗体（未保険）の，年長児では抗GAD抗体の陽性率が高いとされている。

2　小児2型糖尿病を診るポイント

■わが国での小児2型糖尿病は糖尿病の家族歴を有する頻度が高く，非糖尿病対照児と比べ，出生時体重が低体重または高体重である割合が高い。また，発症時非肥満であるものが2〜3割を占める。

■わが国での小児2型糖尿病の発症率は，生理的インスリン抵抗性が加わる思春期に急増する。

■清涼飲料水を多飲して発症する場合があり，思春期以降の男性に多い。

■非肥満の小児2型糖尿病の児では必ず自己抗体を測定し，1型糖尿病を否定する。特に年少児の場合，抗GAD抗体陰性で抗IA-2抗体や抗インスリン抗体のみ陽性のこともある。

3　小児1型糖尿病の治療

■従来の小児1型糖尿病では，速効型インスリンと中間型インスリンによる朝・夕の2回注射法が主流であったが，現在では頻回注射法が主流である。特に年少児のインスリン治療は，インスリンポンプによる持続皮下インスリン注入療法（continuous subcutaneous insulin infusion；CSII）が主流になりつつある。

■頻回注射法やCSIIを用いた基礎–追加インスリン療法による強化インスリン療法を行う。

■特に乳幼児や年少児では，CSIIでQOLの改善が期待でき，治療の主流になりつつある。

■持続血糖測定器（continuous glucose monitoring；CGM）と併用するインスリンポンプであるSAP（sensor augmented pump）は保育園や幼稚園，学校の先生がグルコース値を確認できる点で有用である。

■食事療法は従来の食品交換表を使った栄養指導に加え，カーボカウントを取り入れることで食事内容に応じたインスリン量を決定することができ，食事の自由度が広がる。特にインスリンポンプ使用者では，カーボカウントをマスターすることでボーラスウィザード機能（カーボカウントに応じて追加インスリンの必要量を計算する機能）を使用できる。

■6歳以上であればフラッシュグルコースモニタリングシステム（FreeStyleリブレ）が血糖測定器として使用できるようになり，血糖コントロール改善のため，今後どう治療に取り入れていくかが課題である。

4　小児2型糖尿病の治療

■小児においても2型糖尿病の治療の主流は食事療法と運動療法であり，年齢相当のエネルギー摂取とバランスの良い食事を指導し，日常生活の中でできるだけ活動量を増やすように指導するだけで，多くの症例は高血糖が改善する。

■小児期発症の2型糖尿病では肥満を伴うものが非常に多く，食習慣や運動習慣などの生活習慣の改善を家族ぐるみで行い，肥満の改善を図ることが第1の目標となる。

■また小児の場合，学校に行っているだけで十分な活動量になりうるが，不登校から過食，運動不足になり肥満や2型糖尿病を発症する症例も多く，社会的・精神的な問題に対する心理的サポートも必要である。

食事療法

■小児の2型糖尿病に対する食事療法は，エネルギー制限が目的ではない。まず，小児に

とって正常な成長発達に十分なエネルギーを摂取することが最も重要である。

■肥満を伴う場合は，標準体重に対するエネルギー必要量の90～95％程度に調整する[1]。栄養指導を受け，現在の摂取カロリーと実際に必要なカロリーの違いを患児および家族に知ってもらうことが重要である。

■間食は小児の成長に対して必要なこともあるが，その内容や量について見直す必要がある。特に，糖分を含む清涼飲料水を多く飲んでいないかどうか確認する。

運動療法

■日常生活の中で段階的に生活活動強度を高める。運動はできれば毎日，少なくとも週3～5回，中程度の有酸素運動を20～60分間行うことが一般的に勧められる[2]。学校への登下校，体育の授業に参加しているだけでも運動になっている。

薬物療法

■図1に国際小児思春期糖尿病学会（International Society for Pediatrics and Adolescent Diabetes；ISPAD）が推奨する小児2型糖尿病の初期およびその後の治療指針を示す[3]。

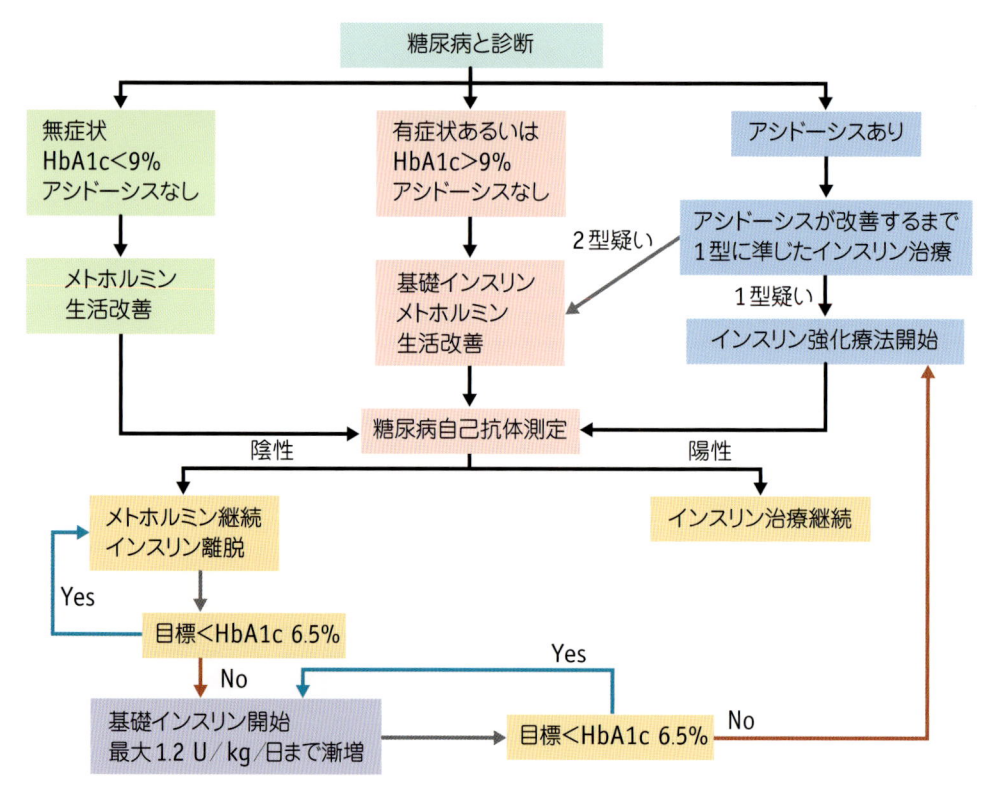

図1 ISPADが推奨する小児2型糖尿病の初期およびその後の治療指針　　（文献3より改変）

経口血糖降下薬

■ 小児2型糖尿病治療の基本は食事療法と運動療法であるが，これらを十分に（3カ月ほど）行っても良好な血糖コントロールを得られない場合（HbA1c 7%以上），速やかに薬物療法を開始する。

■ 肥満を伴い，インスリン抵抗性の高い症例では，メトホルミンの内服が第一選択である。ISPADの治療指針によると，薬物療法の第一選択薬はメトホルミンであり，継続治療ではメトホルミンの単独投与を3〜4週行った上でHbA1c 6.5%未満が達成できなければ，基礎インスリンの追加を強く奨励している（**図1**）[3]。

■ 小児での使用が承認されている経口血糖降下薬は，わが国ではメトホルミンとSU薬のグリメピリドであるが，α-GIも禁忌ではなく，小児領域で以前から広く使用されている*。

> ＊15歳未満では禁忌ではないが，症状詳記が必要になる。インクレチン関連薬，SGLT2阻害薬も同様。
> 症状詳記の記載例：「15歳未満であるが，本症例では食後高血糖が顕著であり，血糖コントロールの維持にα-GIが必要です」

■ インクレチン関連薬（GLP-1受容体作動薬とDPP-4阻害薬）も米国においてメトホルミン治療中の10〜16歳の2型糖尿病患児で，エキセナチドの濃度依存的な効果が示されている[4]。わが国でも小児に使用することがあるが，長期の使用成績がなく，特に年少児での効果はいまだ不明であるため，投薬には十分な注意と経過観察が必要である。

■ また最近，成人の2型糖尿病で使用が増加しているSGLT2阻害薬も，インクレチン関連薬と同様，小児における有効性と安全性が確認されれば，今後は治療の選択肢のひとつになる可能性がある。

インスリン療法

■ 2型糖尿病であってもケトーシス，ケトアシドーシスの治療にインスリンが必要となる。また，ケトーシスやケトアシドーシスがなくても，高血糖（＞250mg/dL，あるいはHbA1c＞9%）の場合，初期に短期間のインスリン療法が推奨される[5]。

5　実際の症例

症例① 　11歳男子（2型糖尿病）

1 学校検尿で尿糖陽性を指摘され受診。在胎41週，3,154gで出生。母方の祖父母が糖尿病。初診時現症は，身長156.8cm，体重80.4kg，腹囲104cm，血圧136/79mmHg，BMI 32.7，頸部・腋下にacanthosis nigricans著明。

↓

2 初診時検査結果として，空腹時血糖 218mg/dL，HbA1c 8.3%，インスリン 127.9μU/mL，AST 108IU/L，ALT 245IU/L，TC 153mg/dL，TG 92mg/dL，抗GAD・抗IA-2・抗インスリ

ン抗体いずれも陰性。食生活は，清涼飲料水 1.5L／日，間食あり（主にスナック菓子），給食は3人前を食べている。両親の帰りが遅いので，夕食後に両親ともう1度夕食を食べることがあり，1日4食になる日もある。

↓

3 1週間の教育入院をした。入院中の治療は①食前，食後3時間後血糖測定，②食事は1,600kcal／日の学童食，③運動（1〜2時間／日）を理学療法士の指導のもと行った。

↓

4 退院時，空腹時血糖100mg／dL前後，食後3時間血糖 100mg／dL前半に改善。体重74.25kgに減量（入院時から−6.15 kg），BMI 29.7。

↓

5 退院後，主に食事療法のみで血糖コントロールが改善したため薬物治療は行わなかった。初診時から約2カ月でHbA1c 6.1％に低下。

症例② 12歳女子（2型糖尿病）

1 社会的背景として，小学校3年生のときにいじめが原因で不登校になってから過食となり，体重が急激に増加した。

↓

2 外陰部のカンジダ症で皮膚科を受診した際，血液検査で高血糖（522mg／dL）を認め，当院に紹介され入院。

↓

3 入院時現症は，身長160.5cm，体重67.8kg（3カ月で4kgの体重減少あり），血圧 117／72mmHg，BMI 26.5，頸部に軽度acanthosis nigricansあり。家族歴は母が糖尿病。

↓

4 入院時検査結果として，空腹時血糖 382mg／dL，IRI 10.8μU／mL，HbA1c 11.5％，抗GAD・抗IA−2・抗インスリン抗体いずれも陰性，尿ケトン（1＋），アシドーシスなし。

↓

5 入院後，毎食前超速効型インスリン，眠前持効型インスリンを開始した。入院当初は総インスリン 1.05U／kg／日を必要としていたが，退院時には0.4U／kg／日まで減らすことができた。

↓

6 その後，インスリンは2年で中止でき，インスリン抵抗性を認めたためインスリン中止後，メトグルコ®1,000mg内服治療を開始した。

文 献

1) 日本糖尿病学会，他：小児・思春期糖尿病コンセンサス・ガイドライン．南江堂，2015，p183−8．
2) 日本糖尿病学会，他：小児・思春期糖尿病コンセンサス・ガイドライン．南江堂，2015，p189−98．

3） Zeitler P, et al：Pediatr Diabetes. 2014；15(Suppl 20)：26-46.

4） Malloy J, et al：Clin Ther. 2009；31(4)：806-15.

5） Copeland KC, et al：Pediatrics. 2013；131(2)：364-82.

（仁科範子）

10 認知症のある場合

POINT

▶ 本人の認知機能の程度，家族の協力や訪問サービスの有無により選択できる治療法が異なるため，診療時に確認する。

▶ 服薬アドヒアランスや低血糖リスク，副作用を考慮した薬剤選択をする。

▶ 定期的に尿・血液検査を行い，薬剤の用量調節や副作用の早期発見に努める。

▶ シックデイの際の対応を本人・家族によく指導しておく。

1 認知症がある場合の血糖コントロールの概略

■ 高齢者糖尿病の血糖コントロール目標は2016年に日本糖尿病学会より提唱されており，年齢，罹病期間，低血糖の危険性，サポート体制，認知機能，ADL，併存疾患などを考慮するよう推奨されている（詳細は**1章3**の図1を参照）[1]。

■ 認知機能評価としてはミニメンタルステート検査（MMSE）や改訂長谷川式簡易知能評価スケールが，ADL評価としてはBarthel Index，Lawtonの尺度が一般的である。しかし，実臨床において全症例を評価するのは難しく，各スケールで何点以上ならカテゴリーⅡ，などとクリアカットに分類することは困難である。

■ 実際には，外来診療で困るほどの認知症を有する場合はカテゴリーⅢ，日常生活で困らないほどの認知機能低下はカテゴリーⅡ，といった分類が現実的であろう。

2 　HbA1c別の推奨される治療方針

■以下に，HbA1c別の推奨される治療法を記す。

> ① **HbA1c＜8%**
>   DPP-4阻害薬を開始し，1〜2カ月ごとに経過観察。
> ② **HbA1c 8〜9%**
>   第一選択薬：DPP-4阻害薬
>   上記でコントロール不十分：下記を参照し内服薬を併用。
> ③ **HbA1c＞9%**
>   家族の協力あり：家族の見守りのもと持効型インスリン1日1回注射からインスリン治療開始。
>   家族の協力困難，もしくは上記でコントロール不十分：デュラグルチド（トルリシティ®）週1回追加。

■認知症のある場合の内服薬については以下の通りである。

> - **メトホルミン（メトグルコ®）**：家族によるシックデイルールが遵守可能で，腎機能が保たれているなら使用可。
> - **ピオグリタゾン（アクトス®）**：男性高齢者では使用可。女性高齢者では骨粗鬆症，骨折のリスク上昇があるため使用は避ける。
> - **グリメピリド（アマリール®），グリクラジド（グリミクロン®）**：家族による密な協力が得られる場合は少量から使用が検討されるが，詳細は**2章3**を参照し，安易な使用は避ける。

3 　糖尿病治療薬の選択のコツ

■日本老年医学会から『高齢者の安全な薬物療法ガイドライン2015』（**表1**）[2] が発表されている。認知症を有する場合は服薬アドヒアランスの低下やフレイルによる低血糖リスクが一般高齢者より高くなるため，さらに注意を要する。また，定期的に腎機能を評価し，薬剤の用量調整を行うことも重要である。

■以上の観点から第一選択薬としては，低血糖リスクが低く，目立った副作用の少ないDPP-4阻害薬が使いやすい。また，インクレチン関連薬（DPP-4阻害薬やGLP-1受容体作動薬）は認知機能を改善させるとする研究があるため[3]，その効果にも期待したい。

■第二選択薬以降が難しいが，安全性に配慮して選択していくこととなる。

■メトホルミン（メトグルコ®）は以前は高齢者に使用されていなかったが，近年は見直されてきている。腎機能により用量を調整し，家族によるシックデイルール（食事が摂れないほどの体調不良時には内服を中止）が徹底できるなら使用可能である。eGFR 45〜60：750mg/日まで，eGFR 30〜45：500mg/日まで，eGFR＜30：禁忌が一般的だが，フレイルの進んだ高齢者では少しの体調不良で腎機能障害が起こりやすいことを

表1 特に慎重な投与を要する薬物のリスト（糖尿病）

薬物（クラスまたは一般名）	代表的な一般名（すべて該当の場合は無記載）	対象となる患者群*（すべて対象となる場合は無記載）	主な副作用・理由	推奨される使用法	エビデンスの質と推奨度
非定型抗精神病薬	リスペリドン オランザピン アリピプラゾール クエチアピン	糖尿病	血糖値上昇のリスク	糖尿病患者に対してオランザピン，クエチアピンは禁忌	エビデンスの質：中 推奨度：強
スルホニル尿素薬（SU薬）	クロルプロパミド アセトヘキサミド グリベンクラミド グリメピリド		低血糖とそれが遷延するリスク	可能であれば使用を控える 代替薬としてDPP-4阻害薬を考慮	エビデンスの質：中 推奨度：強
ビグアナイド薬	ブホルミン メトホルミン		低血糖，乳酸アシドーシス，下痢	可能であれば使用を控える 高齢者に対して，メトホルミン以外は禁忌	エビデンスの質：低 推奨度：弱
チアゾリジン薬	ピオグリタゾン		骨粗鬆症・骨折（女性），心不全	心不全患者，心不全既往者には使用しない 高齢者では，少量から開始し，慎重に投与する	エビデンスの質：高 推奨度：強
α-グルコシダーゼ阻害薬	アカルボース ボグリボース ミグリトール		下痢，便秘，放屁，腹満感	腸閉塞などの重篤な副作用に注意する	エビデンスの質：中 推奨度：弱
SGLT2阻害薬	すべてのSGLT2阻害薬		重症低血糖，脱水，尿路・性器感染症のリスク	可能な限り使用せず，使用する場合は慎重に投与する	エビデンスの質：低 推奨度：強
スライディングスケールによるインスリン投与	すべてのインスリン製剤		低血糖のリスクが高い	高血糖性昏睡を含む急性病態を除き，可能な限り使用を控える	エビデンスの質：中 推奨度：強

＊対象は75歳以上の高齢者および75歳未満でもフレイル〜要介護状態の高齢者

（文献2より転載）

考慮し，余裕のある用量設定をすべきである。

- ピオグリタゾン（アクトス®）は認知機能を改善させるとする研究がある[4]。しかし，女性高齢者では骨粗鬆症，骨折のリスクを上昇させるため使用は避け，男性高齢者で使用する場合も心不全に十分注意し，7.5mgなど少量から開始する。

- グリメピリド（アマリール®），グリクラジド（グリミクロン®）は遷延する低血糖のリスクが高い薬剤であり，安易な使用は避けるべきである。使用する場合は**2章3**を参照し，グリメピリドなら0.25〜0.5mg/日，グリクラジドなら20〜40mg/日など少量にとどめる。

- α-GIやグリニド系薬は食直前内服となるため，服薬アドヒアランスが保てる認知機能を有していること，もしくは家族の協力が必須である。

- SGLT2阻害薬は大規模研究において高齢者でより予後改善効果が高かったとの報告もあるが[5]，体重減少効果のある薬剤のため，少なくともフレイルのある認知症高齢者へ

の投与は避けるべきである。

■認知症を有していても，HbA1c＞9％で家族の協力が得られるなら，安全性に配慮の上，注射製剤の導入が検討される。自施設での判断が難しければ，糖尿病専門医への紹介も検討する。

■服薬自己管理が難しい場合には家族や訪問サービスの協力が必要である。その際は一包化の上，服用回数やタイミングを単純化し，協力者の負担を軽くすることも重要である。

■具体的には，①α-GIやグリニド系薬などの食直前薬を使用している場合は他の薬剤も食直前内服に統一，②週1回投与のGLP-1受容体作動薬やDPP-4阻害薬を活用，③強化インスリン療法から混合インスリン製剤の2回注射法や持効型インスリン製剤1回注射＋経口血糖降下薬への切り替え，④持効型インスリン＋トルリシティ®（週1回皮下注射のGLP-1受容体作動薬），などが挙げられる。

4　実際の症例

症例①　78歳女性

1 10年来の2型糖尿病。以前は強化インスリン療法を行いHbA1c 7％台だった。

↓

2 しかし，5年ほど前から認知症が進みインスリン自己注射が困難となり，同居している長男に出勤前に毎朝1回トレシーバ®（持効型インスリン）を注射してもらい，ネシーナ®12.5mg（DPP-4阻害薬）の内服を見守ってもらっていた。HbA1cは9〜10％で推移していた。

↓

3 週1回投与のGLP-1受容体作動薬であるトルリシティ®が2015年に上市されたため，ネシーナ®を中止してトルリシティ®に切り替えたところ，低血糖を生じることなくHbA1c 7％後半となった。

※トルリシティ®初期投与時は腹部症状の副作用（嘔気や食欲減退）が出現することがあるので，本人と家族によく説明しておく。通常は3〜4回程度投与を継続すると症状は消失していく。

症例②　73歳男性

1 5年来の2型糖尿病。エクア®100mg（DPP-4阻害薬）内服によりHbA1c 7％前半で推移していた。

↓

2 ここ最近認知機能が低下し，間食が増えるなど食事療法の遵守が困難となり，HbA1c 8％前後まで増悪した。eGFR 60〜70であることを確認し，メトグルコ®500mgを追加したところ，HbA1c 7％半ばまで改善した。

※メトグルコ®使用時は本人，家族にシックデイルールについてよく説明しておく。特に高齢者ほど「医師から

もらった薬は必ず飲まなくては」と思っている方が多い。メトグルコ®の重篤な副作用である乳酸アシドーシスの多くはシックデイ時に発生している。

文 献

1) 日本糖尿病学会：糖尿病治療ガイド2016-2017. 文光堂, 2016, p98.
2) 日本老年医学会／日本医療研究開発機構研究費・高齢者の薬物治療の安全性に関する研究研究班：高齢者の安全な薬物療法ガイドライン2015. メジカルビュー社, 2015, p112-3.
3) Bomfim TR, et al:J Clin Invest. 2012;122(4):1339-53.
4) Hanyu H, et al:J Am Geriatr Soc. 2009;57(1):177-9.
5) Neal B, et al:N Engl J Med. 2017;377(7):644-57.

（関根哲生）

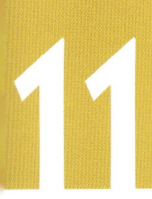

11 減量代謝手術が有効と考えられる場合

POINT

▶ 減量代謝手術は術式を問わず，大半の患者で糖尿病を劇的に改善させることが明らかになっている。

▶ 減量代謝手術の死亡率は0.1〜0.5%であるが，高度肥満症患者への手術は安易なものではなく，適用には慎重を期すべきである。

▶ 減量代謝手術は，患者自身が高度肥満に至った生活習慣を是正する明確な意志を持ってこそ治療の意味がある。

1　減量代謝手術の適格例と不適格例

◎ 適格例

1 BMI 35以上で糖尿病治療薬を使用中にもかかわらず，HbA1c 7.0%未満を達成，維持することが困難な例

2 患者が治療内容を十分理解し，治療に対して全面的に協力できる例

3 患者が高度肥満に至る原因となった生活習慣を振り返り，その是正に取り組むことができる例

☒ 不適格例

1 1型糖尿病

2 禁酒および禁煙の遵守が困難な例

3 向精神薬の多剤服用例および精神疾患のコントロールが不十分な例

4 術後のサプリメント服用や長期間の定期的通院に同意が取れない例

5 実施施設の判断による：腎不全例（eGFR 30mL／分／1.73m^2），体重160kg超

2　糖尿病治療における減量代謝手術

- 従来，肥満手術と言われてきた外科治療が，術式を問わず糖尿病を劇的に改善させることが明らかとなっている。2017年の米国糖尿病学会の糖尿病治療ガイドラインでは「減量手術」から「代謝手術」へと呼称変更が明記され[1]，本邦の『糖尿病診療ガイドライン2016』においても，肥満外科治療は減量に難渋する肥満2型糖尿病症例に対する有効な選択肢と位置づけられている[2]。
- 世界中では約90万件以上施行されているが，本邦での普及は著しく遅れていた。それでも，2017年には前年より大幅に増加し，全国で471例施行されている。今後，本邦でもこの治療が拡大していくと予想されるが，安全性と術後長期の治療効果を担保する上で，症例選択，術前減量および術後の長期フォローに内科医が関与することが重要な意味を持つ。そのため，本誌でも減量代謝手術について詳説する。

3　減量代謝手術の種類[3]（図1）

- 2018年4月現在，本邦で保険適用になっているのは，胃の大弯側を袖状に切除するスリーブ状胃切除術（図1A）のみである。2018年中に，糖尿病患者の中でもインスリン分泌能が低下しており，罹病期間の長い治療困難例に対して，スリーブ状胃切除術および十二指腸空腸バイパス術（スリーブバイパス術）（図1B）が先進医療として認められる予定となっている（患者負担額は70万円強の予定）[4]。

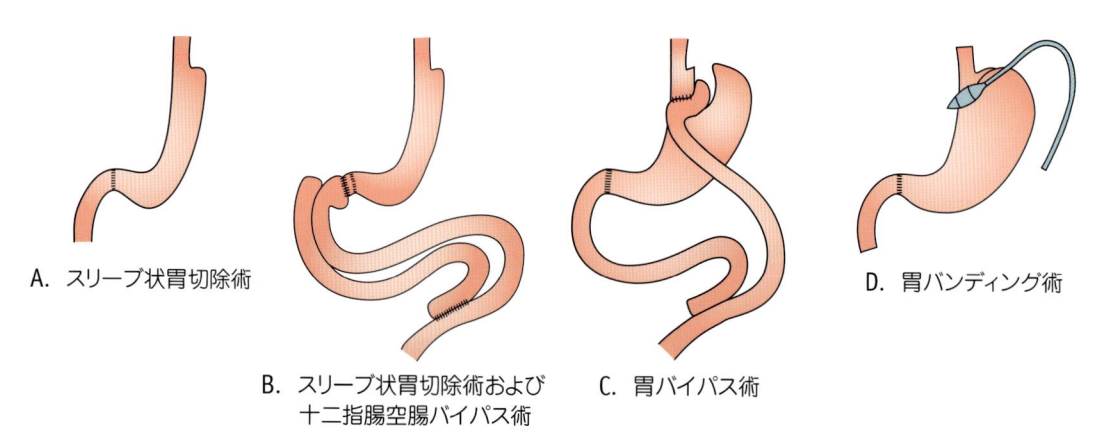

A.　スリーブ状胃切除術

B.　スリーブ状胃切除術および
　　十二指腸空腸バイパス術

C.　胃バイパス術

D.　胃バンディング術

図1　減量代謝手術の種類

4　減量代謝手術の血糖改善機序（図2）[5]

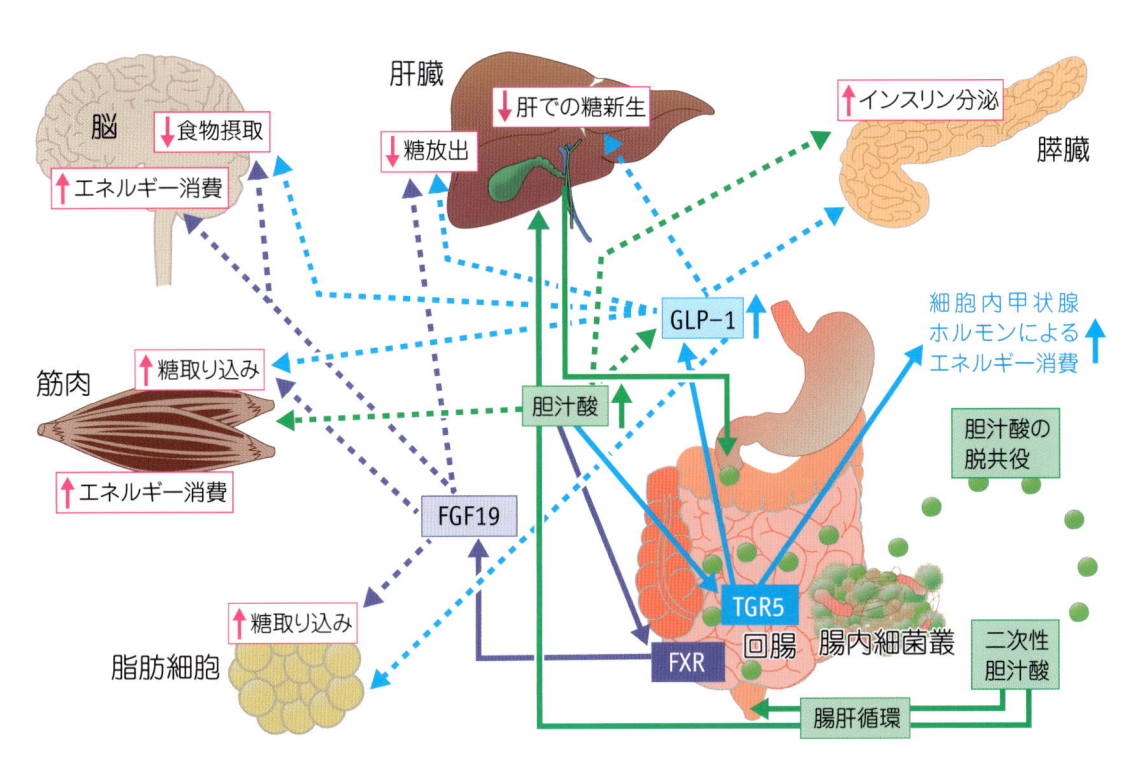

肝臓

脳　↓食物摂取

↑エネルギー消費

↓肝での糖新生　　↑インスリン分泌

↓糖放出　　　　　　　　　　　　膵臓

筋肉　↑糖取り込み

↑エネルギー消費

胆汁酸　　　GLP-1

細胞内甲状腺
ホルモンによる
エネルギー消費↑

FGF19

胆汁酸の
脱共役

↑糖取り込み　　　　TGR5

脂肪細胞　　　FXR　　回腸　腸内細菌叢　　二次性
胆汁酸

腸肝循環

図2　減量代謝手術の血糖改善機序　　　　　　　　　　　　　　　　（文献5より改変）

- 当初，外科治療の効果は胃容量減少により摂食量が減少する物理的効果によるものと考えられていたが，現在では，①食欲増進ホルモンであるグレリンの減少，②術後の胆汁酸増加による消化管ホルモンの変化を介した全身への影響，および③胆汁酸の核内受容体 farnesoid X receptor（FXR）活性化を介した腸内細菌叢の変化など，その機序は多岐に及ぶことが明らかにされつつある。

- ①のグレリンは胃体部，特に胃底部に最も多く発現し，消化管に存在するグレリン受容体から迷走神経求心路，延髄孤束核を経て，視床下部弓状核に空腹のシグナルを送っている。特に，スリーブ状胃切除術は胃底部を含めて切除することでグレリンを著明に減少させ[6]，食欲抑制につながると想定される。スリーブバイパス術も同様と考えられる。

- ②について，スリーブ状胃切除術および胃バイパス術後はいずれも，血中胆汁酸が増加する。増加した胆汁酸は小腸細胞のFXRを活性化し，FGF19を産生させ，骨格筋や脂肪組織における糖の取り込みを促進，肝では糖新生を抑制，中枢神経に作用して摂食を抑え，エネルギー消費増大に作用する。また，胆汁酸は小腸下部のL細胞の胆汁酸受容体TGR5に作用し，GLP-1産生を増大させ，よく知られた機序で血糖を低下させる。TGR5の活性化はエネルギー消費を司る褐色脂肪細胞内の甲状腺ホルモン活性化を通して，エネルギー消費を増大させる機序もある[5]。

- ③について，FXR活性化は腸内細菌のうち，血糖改善に寄与する善玉菌群の増加をもたらすことによって代謝効果を生み出すという機序も報告されている[7]。

5　減量代謝手術の安全性

- 熟練した施設での手術死亡率は0.1～0.5％で，子宮摘出手術，胆摘術，股関節置換術と同程度と報告されている[8]。しかしながら，高度肥満症患者への腹腔鏡下手術は決して安易なものではなく，適用には慎重を期すべきである。術後の長期合併症は，スリーブ状胃切除術においてきわめて少ない。

6　術前減量および術後フォロー

- 当院では，前医または当院初診時から5％以上の減量を術前減量の目標としている。これには，腹腔鏡下手術を安全に施行するため，肝容量および腹腔内脂肪容積を大幅に減少させるという意味がある。また減量代謝手術は，患者自身が高度肥満に至った生活習慣を是正する明確な意志を持ってこそ，治療の意味があると我々は考えている。そのためには，**1章4**における食事療法のチェックや，**4章7**にある肥満症例に対する薬物療法の実施も重要となる。
- 術後は，日本肥満症治療学会のレジストリー集計によると95％で糖尿病の改善が認められたとされているが[9]，ADAのガイドラインでは，寛解に至るまで通常と同じ受診間隔が求められること，糖尿病治療薬を安易に中断しないこと，寛解に至った後も再燃のリスクがあるので間隔は空けつつも長期フォローが必要であることが述べられている[8]。

7　実際の症例（図3）

症例①　40代男性，会社員（内勤）

1 糖尿病罹病期間10年。紹介時，身長172cm，体重112kg，BMI 37.9。10年前（30代）に口渇・多尿で近医を受診。随時血糖300mg/dL台，HbA1c 10％台でアマリール®（グリメピリド）開始。その後もHbA1c 9％台で推移していた。

↓

2 5年前にHbA1c 13％台となり当院でインスリン導入となったが，多忙のため通院は不定期であった。その後，メトグルコ®（メトホルミン），アクトス®（ピオグリタゾン）が追加されたが，インスリン総量46単位でもHbA1c 10％超で推移した。

↓

3 かかりつけの診療所の医師から当院での減量手術を提案され，半年間ほど迷ったが自ら情報収集をして決心し，減量手術目的の紹介で再び当院内分泌代謝内科および減量外科を受診した。

↓

4 睡眠時無呼吸の検査，心理テストなどを施行。パニック障害について精神神経科を受診した。高度肥満の原因となった食習慣や運動習慣について振り返り，1日の生活リズムについてもチェックを行った。朝食抜き，夜遅い時間の過食，主食抜きの極端な糖質制限などの是正を開始。腰痛による歩行困難のため，運動療法の指示は困難であった。

↓

5 初診から2カ月後には，緩やかな糖質制限，睡眠時間の確保などの生活習慣の是正が軌道に乗り，初診時から−5.5kgと約5％の体重減少を達成でき，肥満症治療チームの合議で手術の方針が決定された。術前内科入院中は1,500kcal制限とし，術直前にはインスリン総量31単位まで減少した。

↓

6 術直後からインスリンは不要となり，術後1カ月からスイニー®（アナグリプチン）を，術後2カ月からメトグルコ®（メトホルミン）を追加した。早食いの癖が出ると嘔吐するため，時間をかけて気をつけて摂取する習慣を意識するようになった。

↓

7 上記2剤のみで，術後2カ月以降，HbA1c 6％台で推移するようになった。腰痛が改善し，1日8,000歩ほど歩行ができるようになり，体重は緩やかに減少。術後1年で体重は74kg（初診時から−38kg）となった。また，テニススクールに通うようになり，術前に好物だった牛丼はまったく食べず，白身魚やササミなど淡白なものを好むようになった。

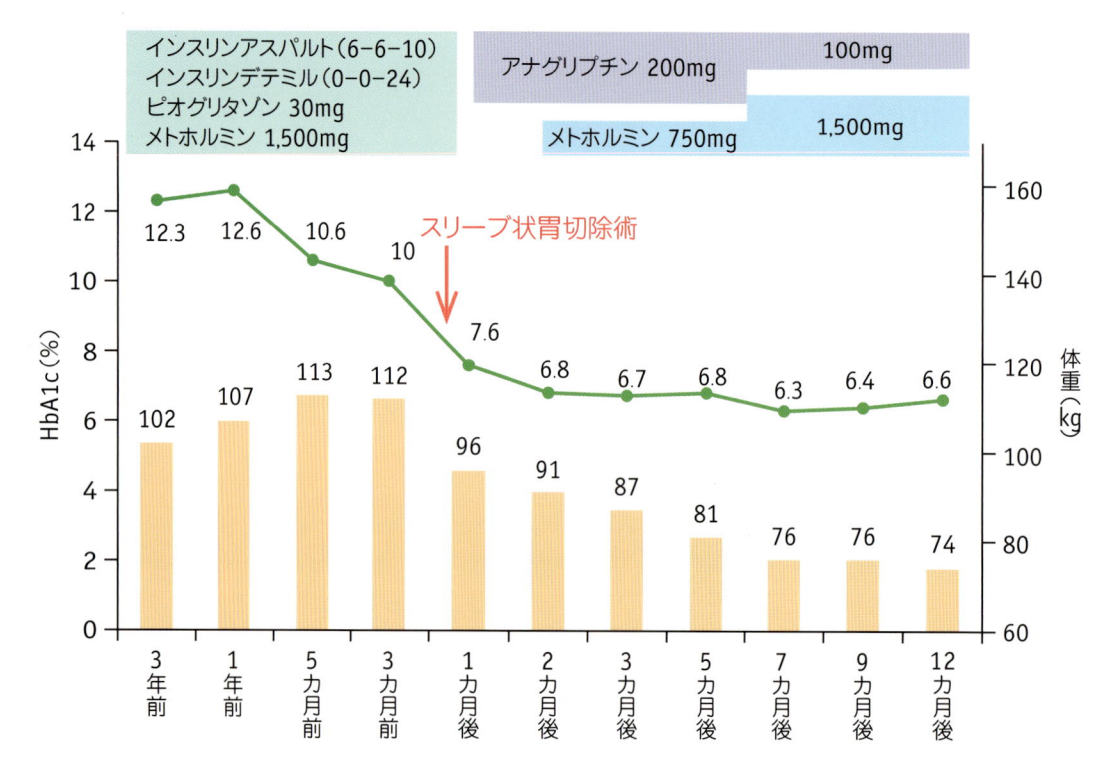

図3 症例①の治療過程における使用薬剤とHbA1c・体重の推移

文 献

1) American Diabetes Association：Diabetes Care. 2017；40(Suppl 1)；S59-61.
2) 日本糖尿病学会：糖尿病診療ガイドライン2016. 南江堂, 2016, p317.
3) 日本肥満症治療学会肥満外科治療ガイドライン策定委員会：日本における高度肥満症に対する安全で卓越した外科治療のためのガイドライン（2013年版）. 2013.（2018年7月閲覧）
http://plaza.umin.ne.jp/˜jsto/gakujyutsu/updata/surgery_guideline_2013.pdf
4) 厚生労働省：中央社会保険医療協議会総会（第390回）「先進医療会議の検討結果報告について」総-4-2.（2018年7月閲覧）
http://www.mhlw.go.jp/file/05-Shingikai-12404000-Hokenkyoku-Iryouka/0000196677.pdf
5) Batterham RL, et al：Diabetes Care. 2016；39(6)：893-901.
6) Bohdjalian A, et al：Obes Surg. 2010；20(5)：535-40.
7) Ryan KK, et al：Nature. 2014；509(7499)：183-8.
8) Rubino F, et al：Diabetes Care. 2016；39(6)：861-77.
9) 日本肥満症治療学会：肥満症治療学展望別冊. 日本肥満症治療学会, 2016.（2018年7月閲覧）
http://plaza.umin.ne.jp/˜jsto/gakujyutsu/updata/Metabolicsurgery.pdf

（辻野元祥）

5章

患者さんの声── 疑問や不安に向き合うQ&A

Q1

ご飯を食べないようにしたら，ようやく体重が減ってきました。このまま続けてよいでしょうか？

症例①（Bさん：52歳男性，BMI：32.0，HbA1c：7.2%，eGFR：88mL/分/1.73m²の場合）および，症例②（Cさん：62歳男性，BMI：22.3，HbA1c：6.8%，尿蛋白：2＋，eGFR：24mL/分/1.73m²の場合）

A1（症例①の場合）：Bさんのように腎機能に問題がなく，肥満であり中性脂肪が高い方の場合は，緩やかな糖質制限により減量が進むことがあります。少し心配なのは，主食抜きのややハードな糖質制限の結果，この3カ月での減量が7kgとハイペースなことです。極端な糖質制限や体重減少は途中で辛くなって脱落する方が多く，その場合リバウンドが必発です。体重減少からのリバウンドを繰り返している方もいます。このような場合，かえって心血管疾患が増加することが最近報告されています。糖質制限に水をさすつもりはありませんが，1食につきご飯50〜100g程度，パンなら6枚切り1枚程度の少量の炭水化物を摂りながらのほうが無理なく続けられるように思います。

A1（症例②の場合）：確かに体重も6kg減少し，HbA1cが7.8%から6.8%へと改善しているので，主食抜きは効果があるというお気持ちになるのはよく理解できます。しかし，Cさんのように腎機能が既に低下してしまっている場合の糖質制限はあまりお勧めできません。他にも，糖尿病性腎症で蛋白尿が出ている場合や，やせ型の方でも同様です。糖質制限をすると，どうしても蛋白質と塩分の摂取が増加する傾向にあり，かえって腎不全が進むことがあるからです。糖質制限に頼らないかたちでの血糖コントロール，腎症進展予防について一緒に考えていきましょう。

ミニ解説

- 2008年のThe New England Journal of Medicineに糖質制限食，地中海食，脂質制限食のランダム化比較試験（DIRECT研究）が報告され，糖質制限食，地中海食が脂質制限食よりも体重減少効果が優れており[1]，さらに4年後のフォローアップで脂質関連指標でも悪化がみられなかったことが示されました[2]。

- 一方で，炭水化物摂取量の減少，蛋白質摂取量の増加が心血管リスクを増加させるという報告[3]や，動物性食物の摂取量が増加する糖質制限が予後の悪化につながることを示す報告[4]もあります。DIRECT研究では糖質制限食の2年間の遵守率（78.0%）が脂肪制限食（90.4%）や地中海食（85.3%）よりかなり低かったことも示されました[1]。糖質

制限食の是非については今も熱い議論が続いているのが現状です。

■ 糖質制限に限ったことではありませんが，ダイエットは成功すればそれでよいわけではなく，減量とリバウンドによる体重変動が多いことは心血管予後を悪化させることも報告されています[5]。ダイエットについても中庸が大切なのかもしれません。糖質制限は必然的に蛋白質・塩分摂取量の増加につながることが多く，個人的な意見としては顕性腎症，腎機能低下例では推奨すべきでないと考えます。

文 献

1) Shai I, et al：N Engl J Med. 2008；359(3)：229-41.
2) Schwarzfuchs D, et al：N Engl J Med. 2012；367(14)：1373-4.
3) Lagiou P, et al：BMJ. 2012；344：e4026.
4) Fung TT, et al：Ann Intern Med. 2010；153(5)：289-98.
5) Bangalore S, et al：N Engl J Med. 2017；376(14)：1332-40.

Q2

忙しくてウォーキングに出かける時間なんて，とてもつくれません。どうしたらよいですか？

（Dさん：46歳男性，職業：会社員（デスクワーク），BMI：28.0，HbA1c：7.8%，メトホルミン1,500mg，ビルダグリプチン100mg，エンパグリフロジン10mg服用中）

A2： 確かに1日1万歩なんて言われるとめげますよね。米国のガイドラインには「少なくとも週150分以上の運動で，2日以上は空けない」とあります。通勤での歩行以外に1日平均20分，およそ2,000歩でも意識して歩いてみるのはいかがですか。糖尿病予備群を対象とした研究ですが，1日にプラス2,000歩の運動で心血管合併症が8%減少したという報告もあるようです。要は，ちょっとずつでも体を動かすことを意識するのが大切なのでしょうね。

それから，座りっぱなしの仕事でも，30分ごとに体を軽く動かすだけでもよいという話もあります[1]。これもデスクワークの最中であっても，ちょっとずつ体を動かす意識を持つのが大切ということですね。Dさんの場合，食事療法はそこそこできていますが，内服薬が多いにもかかわらず血糖コントロールが今一歩なので，ここまでにお伝えしたような意識を持ってもらえると効果は大きいと思います。➡**1章5：運動療法のミニマム・チェック**

ミニ解説

■ 2018年の米国糖尿病学会（ADA）のガイドラインでは「少なくとも週150分以上の運動で，週3日以上，2日以上は間隔を空けない」と記載されています[2]。また，NAVIGATORトライアルでは，心血管疾患があるか，少なくとも1つ以上の心血管危険因子を持つ耐糖能異常患者約9,000人を平均6年間経過観察した結果，1日2,000歩の活動

量増加で3point MACE（心血管死亡，非致死性脳卒中，非致死性心筋梗塞）が8％減少したことが報告されています[3]。多忙な患者さんに対して，少しずつでも運動するという意識を持ってもらう動機づけに使えるエビデンスかもしれません。

■ 2015年には，運動習慣に関する39の研究のメタ解析から，坐位時間が長いことが全死亡（HR 1.22），心血管死（HR 1.15），がん死（HR 1.13），糖尿病発症（HR 1.90）などのリスクに関連することが報告されています[1]。また2016年には，ADAから身体活動に関する指針が初めて報告されました。その中でも "Sedentary Time"（座りっぱなしの時間）に言及されており，2型糖尿病患者では座りっぱなしの時間を短くすること，具体的には，長時間の坐位が必要な場合，30分ごとに5分程度軽く体を動かすようにするだけでも血糖改善につながることが述べられています[4]。

■ 着替えてウォーキングをしにいくことだけが運動ではないこと，仕事中の身体活動を意識することなども，患者さんに伝えるべき新しい考え方であると言えます。

文 献

1) Biswas A, et al：Ann Intern Med. 2015；162(2)：123-32.
2) American Diabetes Association：Diabetes Care. 2018；41(Suppl 1)：S43.
3) Yates T, et al：Lancet. 2014；383(9922)：1059-66.
4) Colberg SR, et al：Diabetes Care. 2016；39(11)：2065-79.

Q3

ビールはミニ缶（250mL）でも飲んではいけませんか？　焼酎の水割りならよいでしょうか？

（Eさん：62歳男性，15年前に糖尿病を指摘された。BMI：21.3，血圧：120/82mmHg，現在はメトホルミン1,500mg，リナグリプチン5mgを服用し，HbA1c：8.2％。毎晩ビール500mL缶2本を飲んでいる。肝障害はないが中性脂肪は177mg/dLとやや高値。神経障害はない。患者自身もHbA1c高値は改善したいという気持ちがある）

A3：Eさん自身でもおわかりのように，現在は血糖コントロールがあまり良くないので，今のペースで飲酒を続けていると治療上はデメリットが大きいです。今飲んでいるビールのカロリーは約420kcal，同じアルコール量の焼酎に置き換えたとしても約350kcalです。ビールや焼酎だけではすまず，つい食べ物もつまんでしまいますよね。酒量が多くなると，メトホルミンによる乳酸アシドーシスという副作用のリスクにもなります。あれもダメ，これもダメと言うつもりはありませんが，もしミニ缶で抑えられるのでしたら，続けても構いません。ただし注意してほしいのは，飲酒時には肝臓からの糖放出にストップがかかり，逆に低血糖が生じることもある点です。ミニ缶が誘い水となって，ついつい歯止めがきかなくなるのであれば，一度スパッとビールを止めたほうがいいと私は思います。

- 糖尿病の患者指導で禁酒とするべき条件，飲酒を許可する条件がよく問題になります。医療者全般で，糖尿病患者の飲酒に対して否定的なスタンスが多いように見受けられますが，意外にも2018年に出されたADAガイドラインでは，適度な量の飲酒は長期的な血糖コントロールを悪化させるものではないと記載されています。具体的には，女性でビール12オンス（330mL），ワイン5オンス（138mL），男性でビール24オンス（660mL），ワイン10オンス（276mL）まで許可されています[1]。

- 『糖尿病治療ガイド2018-2019』[2] には，「アルコールの摂取は適量（1日25g程度まで）にとどめる」と記載されているので，アルコール度数5%のビールなら500mL程度，アルコール度数14%のワインなら180mL程度，アルコール度数16%の日本酒なら160mL程度（1合弱）まででしょうか。つまみはなしか，カロリーの低いものを選ぶことになります。アルコールを禁止するべき条件は**表1**に挙げました。

表1　アルコールを禁止するべき条件

①	飲酒量の遵守や飲酒に伴う食事量の遵守が不可能な場合
②	高中性脂肪血症が顕著である場合
③	AST，ALTの上昇がある場合や肝疾患のある場合
④	慢性膵炎の場合
⑤	高尿酸血症の場合
⑥	アルコール依存症の場合

文 献

1) American Diabetes Association：Diabetes Care. 2018；41（Suppl 1）：S42-3.
2) 日本糖尿病学会：糖尿病治療ガイド2018-2019. 文光堂, 2018, p45.

Q4

週1回の飲み薬（DPP-4阻害薬）を間違って2日続けて飲んでしまいましたが，大丈夫でしょうか？

A4： この薬剤〔（トレラグリプチン（ザファテック®），オマリグリプチン（マリゼブ®）〕については，臨床試験の際に2日続けて服用したり，倍量服用した例がありますが，低血糖を含む大きな副作用はなかったことが明らかとなっています。まず問題はないと思われますが，今後は続けての服用をしないよう気をつけて下さい。 → **2章5：DPP-4阻害薬**

Q5

ピオグリタゾンは膀胱癌になる危険性が高いと聞きましたが，実際のところはどうなのでしょうか？

A5：2011年の米国の研究で，ピオグリタゾンを服用している2型糖尿病患者では，服用していない場合に比べ，膀胱癌が1万人当たり年1〜2人多かったことが報告され，話題になりました。その後，同じく米国でより多くの患者での検討がなされた結果，ピオグリタゾンで膀胱癌が増える可能性については否定されています。ただし，このようなことが話題となった背景もあり，膀胱癌治療中や膀胱癌の既往のある患者には，ピオグリタゾンの使用は避けるようにしています。

➡ **2章2：チアゾリジン薬**

Q6

SGLT2阻害薬で亡くなった方がいると聞きましたが，危険な薬剤なのですか？

A6：この薬剤が発売された2014年の市販直後調査で，3種類の薬剤による5人の死亡例が明らかとなったことから，当時は医師の間でも「危険な薬剤なのか？」という警戒感が広がり，それが長らく尾を引いていたことが背景にあると思います。この調査で亡くなったことが明らかとなった肥満のある糖尿病患者や寝たきりの糖尿病患者には，SGLT2阻害薬とは関係なく死亡リスクがあり，この薬剤が原因であったかどうかの判断は実際には難しいところです。

その後2015年には，心血管疾患の既往があり，リスクの高い患者を対象とした研究で，SGLT2阻害薬のエンパグリフロジン（ジャディアンス®）服用群で心血管死亡が低下することが報告されました。2016年には腎臓を保護する効果があることが報告され，今では心血管疾患の既往がある患者こそ，この薬剤で心不全や心血管死亡のリスクを下げることができるという認識が医師の間でも浸透しています。➡ **2章7：SGLT2阻害薬**

Q7

インスリンを始めると，膵臓が怠けてインスリンをつくれなくなりませんか？　一生インスリンを中止できなくなるのではないかと心配です。

A7： 実際は真逆で，血糖が高すぎる状況があると，それによって膵臓は障害を受けてインスリン分泌がますます少なくなり，さらに血糖が高くなるという悪循環に陥ります。インスリン注射は，その悪循環を断ち切る最良の手段です。インスリンを導入することによって高血糖という膵臓への重しが軽くなり，膵臓のβ細胞からのインスリン分泌は良くなることも多いです。最初はインスリン治療を必要としても，食事療法・運動療法がうまくかみ合い，膵臓が回復することでインスリンの必要量がだんだん少なくなり，内服薬だけに戻れる患者も多くいます。

先々インスリンが中止できるのか，それともずっと継続が必要なのかについては，正確に判定する手段がいまだになく，個々の患者さんで経過をみなければわからないところです。

Q8

メトホルミンは造影剤検査のときは一時的に中止することになっていますね。メトホルミンを服用していて心筋梗塞になったら，どうすればよいのでしょうか？

A8： 予定されている造影剤検査がある場合は，検査の前後でメトホルミン服用を中止してもらうようお願いしています。造影剤検査によって，稀ではありますが腎臓の障害が起き，一時的に腎臓の働きが低下してしまうことがあるからです（腎不全）。腎不全のときにメトホルミンを服用すると，これも非常に稀ですが乳酸アシドーシスという危険な合併症を生じることがあります。文字通り，万にひとつの危険ではありますが，それを避けるためにメトホルミンの服用を計画的に中止して頂くことになります。

一方で，メトホルミン服用中の患者さんが急性心筋梗塞になるのはありうることです。心筋梗塞の急性期には，冠動脈造影を含む心臓カテーテル検査の実施がその後の生命予後を左右します。心臓カテーテル検査を行うメリットと，ごく稀に乳酸アシドーシスをきたすデメリットを天秤にかけた場合，メリットのほうがはるかに大きいことになります。稀に乳酸アシドーシスをきたす可能性があることを十分ご了承頂いた上で，心臓カテーテル検査を行うケースがほとんどです。

➡ 2章1：ビグアナイド薬

Q9

インスリン注射をしていると「がんになる」「認知症が進む」という話を聞いたのですが，それは本当ですか？

A9： 2009年に持効型のインスリングラルギンによる発癌性を示唆するような研究の報告があり，話題になりました。2012年には，グラルギンと発癌には関連がないというORIGIN研究が発表されています。糖尿病患者ではもともと発癌リスクが高いことが知られており，現時点では特定の糖尿病治療薬による発癌リスクについての質の高いエビデンスは存在しないことが，2016年の糖尿病と癌に関する合同委員会（第2報）で報告されています。

認知症の主な原因であるAlzheimer病に関しては，アミロイドβという蛋白が分解されずに脳内に蓄積していくことが原因で進行することがわかっています。体内のインスリンはインスリン分解酵素（insulin-degrading enzyme；IDE）によって分解されますが，IDEはアミロイドβの分解も担当しています。インスリン抵抗性によりインスリンが体内に過剰にあるとIDEがそちらに使われてしまい，その結果アミロイドβの分解がおろそかとなって蓄積し，認知症が進行するという説があります。インスリンを注射すると，IDEが消費されてそのようなことが生じるとの誤解があるのだと思います。IDEを介したアミロイドβ蓄積のメカニズムは，主にインスリン抵抗性と認知症の関連を説明するためのものと考えられます。

そもそも，糖尿病自体が認知症のリスクであって，高血糖であればその治療にインスリンが必要な例があるのは当然のことですし，インスリン治療を進めると認知症が進行するということは一般的に証明されていません。ひとつ気をつけなければならないのは，高齢者のインスリン治療でHbA1cが6.5％などに達してしまった場合の，夜間に起こる自覚症状の乏しい低血糖です。低血糖を繰り返しているうちに認知症が進行するリスクはあると思われるので，その点は注意が必要です。

（辻野元祥）

索 引

欧 文

次号予告

jmed mook（ジェイメド） 58

外来でどう診る？ 性行為感染症
プライマリケア医の悩み・疑問に答えます

2018年10月25日発行！

編者　大路　剛（神戸大学医学部附属病院感染症内科准教授）

CONTENTS

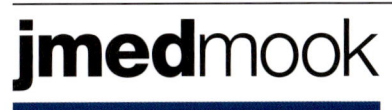

jmed mook

偶数月25日発行　B5判／約170頁

定価（本体**3,500**円＋税）　送料実費

〔前金制年間（6冊）直送購読料金〕

21,000円＋税　送料小社負担

編著 辻野元祥(つじの もとよし)
東京都立多摩総合医療センター内分泌代謝内科部長

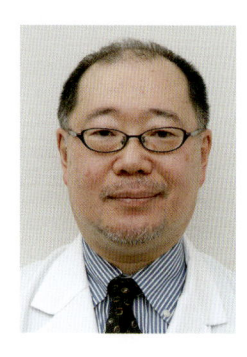

【プロフィール】
1985年東京医科歯科大学医学部卒業，1994年東京医科歯科大学大学院修了，医学博士号授与。1996年東京都立府中病院内科医長，2008年東京都立府中病院内科部長および東京医科歯科大学医学部臨床教授を併任。2010年より東京都立多摩総合医療センター内分泌代謝内科部長 (現職)。
主な著書 (いずれも共著) は，『ナースのためのやさしくわかる糖尿病ケア』ナツメ社 (2011年)，『患者さんの質問に答える外来糖尿病診療』南山堂 (2011年)，『いまさら聞けない糖尿病診療〜一問複答！ 臨床医のギモンをディベートで導く〜』南山堂 (2014年) など。

日本内科学会総合内科専門医・指導医，日本内分泌学会専門医・指導医・評議員，日本糖尿病学会専門医・指導医・評議員，西東京臨床糖尿病研究会理事

jmed mook 57 あなたも名医！
スキルアップをめざす糖尿病薬物治療
経口血糖降下薬の最適選択から安全・安心なインスリン療法導入まで

ISBN978-4-7849-6657-8 C3047 ¥3500E
本体3,500円＋税

2018年8月25日発行　通巻第57号

編集発行人　梅澤俊彦
発行所　　　日本医事新報社　www.jmedj.co.jp
　　　　　　〒101-8718　東京都千代田区神田駿河台2-9
　　　　　　電話 (販売) 03-3292-1555　(編集) 03-3292-1557
　　　　　　振替口座　00100-3-25171

印　刷　　　ラン印刷社

© Motoyoshi Tsujino　2018 Printed in Japan

© 表紙デザイン使用部材：株式会社カワダ　diablock©KAWADA

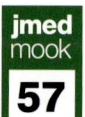

電子版のご利用方法

巻末の袋とじに記載された シリアルナンバー で，本書の電子版を利用することができます。

手順①：日本医事新報社 Web サイトにて 会員登録（無料）を お願い致します。

（既に会員登録をしている方は手順②へ）

日本医事新報社 Web サイトの「Web 医事新報かんたん登録ガイド」でより詳細な手順をご覧頂けます。

www.jmedj.co.jp/files/news/20170221%20guide. pdf

手順②：登録後「マイページ」に移動してください。

www.jmedj.co.jp/mypage/

「マイページ」

マイページ下部の「会員情報」をクリック

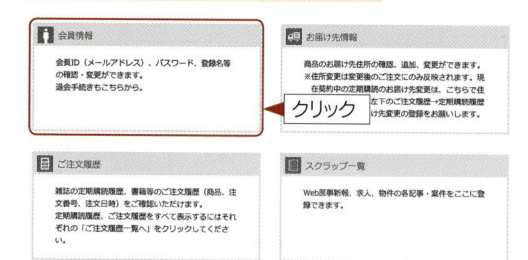

「会員情報」ページ上部の「変更する」ボタンをクリック

「会員情報変更」ページ下部の「会員限定コンテンツ」欄に シリアルナンバーを入力

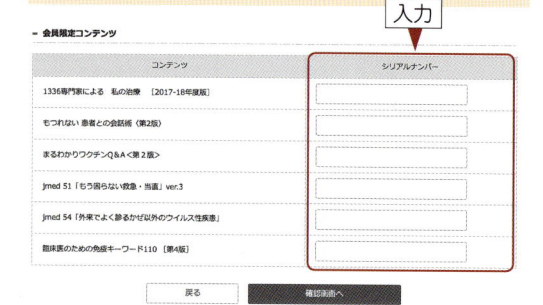

「確認画面へ」をクリック

「変更する」をクリック

会員登録（無料）の手順

1 日本医事新報社 Web サイト（www.jmedj.co.jp）右上の「会員登録」をクリックしてください。

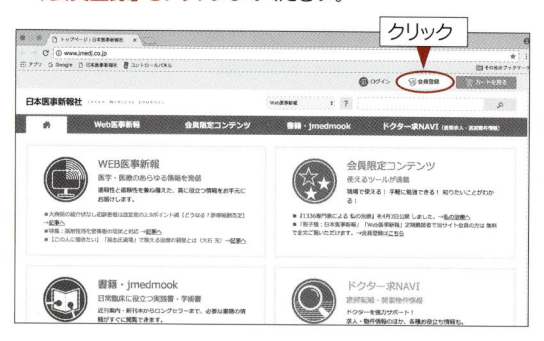

2 サイト利用規約をご確認の上（1）「同意する」にチェックを入れ，（2）「会員登録する」をクリックしてください。

3 （1）ご登録用のメールアドレスを入力し，（2）「送信」をクリックしてください。登録したメールアドレスに確認メールが届きます。

4 確認メールに示された URL（Web サイトのアドレス）をクリックしてください。

5 会員本登録の画面が開きますので，新規の方は一番下の「会員登録」をクリックしてください。

6 会員情報入力の画面が開きますので，（1）必要事項を入力し（2）「（サイト利用規約に）同意する」にチェックを入れ，（3）「確認画面へ」をクリックしてください。

7 会員情報確認の画面で入力した情報に誤りがないかご確認の上，「登録する」をクリックしてください。